der
hospiz
verlag

HEIDI MAGERL

Das Taschenbuch für TRAUERBEGLEITER

für alle, die trauernde Menschen begleiten und ihnen hilfreich sein möchten

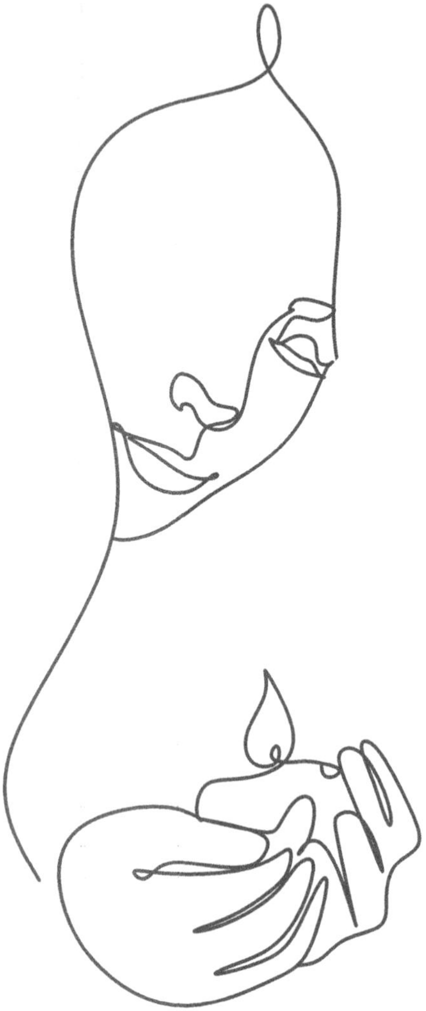

Warum dieses Buch?

> *„Der Mann meiner Freundin ist mit 50 Jahren an einer Krebserkrankung gestorben. Ich möchte ihr gerne beistehen und sie in ihrer Not und mit ihrem Schmerz nicht allein lassen. Es fällt mir aber so schwer, ihr zu begegnen und die richtigen Worte zu finden. Auch habe ich Angst Fehler zu machen. Zudem habe ich bemerkt, wie schwer es mir selbst fällt, mich auf das Thema Trauer und die damit verbundenen Gefühle einzulassen und sie gemeinsam mit ihr auszuhalten."*

Das Taschenbuch ist gedacht als Leitfaden und zur Orientierung für alle, die Trauernden in ihrer schmerzlichen Zeit beistehen und hilfreich sein möchten. Trauernde brauchen Angenommensein, Verständnis, gelebte Mitmenschlichkeit sowie einen sicheren und geschützten Rahmen.

Das Buch vermittelt Begleitenden wertvolles Wissen über das Trauergeschehen und sensibilisiert für die psychischen und emotionalen Herausforderungen, mit denen Trauernde konfrontiert sind. Darüber hinaus fördert es eine einfühlsame Kommunikation. Es ermutigt Begleitende, sich auf trauernde Menschen einzulassen, ihnen beizustehen und gleichzeitig gut für sich selbst zu sorgen.

EINSTIMMUNG

Einen schmerzvollen Verlust verkraften zu müssen, birgt zahlreiche persönliche Herausforderungen. Anfangs erleben Trauernde Anteilnahme und Mitgefühl. Schon nach kurzer Zeit erwartet das Umfeld, dass sie wieder funktionieren und alles so sein soll wie vorher. In ihrer zukünftigen Lebenswirklichkeit wird aber nichts mehr so sein, wie es einmal war. Ihr Leben wird sich grundlegend verändern.

Für tiefe und schmerzliche Trauer ist in unserer schnelllebigen, auf Funktionalität und Selbstoptimierung ausgerichteten Gesellschaft kaum Zeit und Raum, sodass Trauernde auf sich selbst zurückgeworfen sind. Einsamkeit ist die Folge. Umso wichtiger ist es, dass es Menschen gibt, die den Mut haben, mit Trauernden in Beziehung zu bleiben und sie in ihrem Leid aushalten können. Bestenfalls erleben Trauernde auf ihrem herausfordernden Weg solidarische und verstehende Mitmenschlichkeit, eine hilfreiche Begleitung durch Zugehörige, Freunde oder ehrenamtliche Trauerbegleiter. Mit Trauernden in Beziehung zu bleiben, stärkt die Kraft sozialer Verbundenheit und wirkt Einsamkeit entgegen.

Mit trauernden Menschen in echtem Kontakt zu bleiben, sich für ihre Trauer zu sensibilisieren, sie in ihrer Krise zu verstehen und zu begleiten, muss ein selbstverständlicher Teil unseres gesellschaftlichen Lebens werden. So darf Trauer sein und gelebt werden. Eine selbstverständliche und mitmenschliche Kultur des Sich- umeinander-Kümmerns hilft uns allen, in unserem Leben Verlustsituationen zu meistern und sie in unser weiteres Leben hineinzunehmen. So können Wunden heilen und Betroffene wieder in ein hoffnungsvolles, zukünftiges, wenn auch gewandeltes, neues Leben finden. Das ist umso wichtiger, werden wir doch alle immer wieder von Abschieds- und Verlustsituationen in unserem Leben herausgefordert.

Ambulante Hospizvereine halten bundesweit kostenfrei zahlreiche Angebote für Menschen in Trauer bereit. Einzelbegleitungen, Gesprächskreise, Trauer-Cafés und Wandergruppen, um nur einige zu nennen. Menschen, die sich freiwillig bürgerschaftlich engagieren und Trauernde begleiten möchten, können auf diese Tätigkeit vorbereitet werden. Hospizvereine bieten bundesweit entsprechende Qualifizierungskurse an.

Eigentlich braucht es nicht viel, um Trauernde in die Mitte der Gesellschaft zurückzuholen. Es ist keine Wissenschaft und jeder von uns kann es lernen. Es ist ein natürliches, mitmenschliches Geschehen als Teil einer sorgenden Gemeinschaft. Dieses Buch möge einen Beitrag dazu leisten.

Heidi Magerl, im Mai 2025

ZUR MOTIVATION TRAUERNDE ZU BEGLEITEN

Das persönliche Motiv klären

Der Wunsch, Werte in die Welt zu bringen

Der Wunsch nach Selbstwirksamkeit

Erwartungen, Wünsche und Befürchtungen

Sich selbst als Begleiter-Persönlichkeit entdecken

Trauerbegleiter verrichten eine freiwillige, verantwortungsvolle und hochsensible Arbeit mit vulnerablen Menschen. Eine wesentliche Voraussetzung für eine hilfreiche Begleitung ist die Bereitschaft zu einer persönlichen, reflektierten Auseinandersetzung mit Trauer bzw. dem Trauerprozessgeschehen sowie mit eigenen, persönlichen Verlusterfahrungen. Zudem braucht es entsprechendes Grundlagenwissen, eine angemessene kommunikative Begegnungskompetenz, eine gute Selbstsorge und letztendlich etwas Mut.

Damit gerüstet, finden Trauerbegleiter zu einer persönlichen Haltung und zu einem inneren Leid- bzw. Leitfaden für eine angemessene und würdevolle, hilfreiche Begegnung mit trauernden Menschen.

Trauerbegleitung bedeutet nichts anderes, als in der Krisenzeit mit trauernden Menschen in einem echten, wertschätzenden und mitmenschlichen Kontakt zu sein und zu bleiben. Trauernden hilft es, wenn es vertrauensvolle und verlässliche Mitmenschen gibt, die sie auf ihrem Weg aushalten, sie in ihrer Krisensituation und in ihrem persönlichen Leid verstehen sowie in ihrer individuellen Art zu trauern annehmen und so sein lassen können.

Sorge zu tragen für uns und andere ist ein tief in uns angelegtes, urmenschliches Bedürfnis. Wir möchten im Leben unsere Wünsche und Werte verwirklichen und in unserem Sinne wirken. Für uns selbst und für andere. Daraus schöpfen wir unsere Motivation, etwas zu tun. Das betrifft die alltäglichen Dinge unseres Lebens ebenso wie unsere gesamte Lebensmotivation. Sich der persönlichen Motive bewusst zu sein, persönlich zu klären, warum man Trauernde begleiten möchte, ist von entscheidender Bedeutung.

Je klarer wir unsere persönlichen Werte und Wünsche kennen, desto besser können wir als Trauerbegleiter wirken als individuelle, unverwechselbare Persönlichkeit.

Aus diesem Grund beginnt jeder Qualifizierungskurs für die Begleitung Trauernder mit der Reflexion der eigenen, persönlichen Verlustgeschichte. Sowohl berufliche als auch persönliche Erfahrungen können Motivationsfaktoren sein und uns auf die Spur unserer individuellen Motivation bringen.

Unser Wunsch erwächst in der Regel aus unserer persönlichen Biografie, beziehungsweise aus unseren persönlichen Lebenserfahrungen und aus unserem Selbstkonzept, dem Wunsch nach Selbstwirksamkeit sowie aus unseren Werten. Oftmals sind eigene Verlusterlebnisse und die damit einhergehenden persönlichen Erfahrungen negativer oder positiver Art ein Einstieg in das Themengebiet Trauer. Warum wir gerade Trauernden hilfreich sein möchten und uns nicht in einem anderen gesellschaftlichen Bereich engagieren, hat mit unseren persönlich erlebten Verlust- und Trauererfahrungen zu tun.

„Nach dem plötzlichen Tod meines Partners, begann für mich eine lange, schwere und leidvolle Zeit. Ich fühlte mich in meiner Trauer allein. Das war das Schwierigste. Es war für mich sehr schwer, wieder zurück in das alltägliche Leben zu finden. Heute geht es mir wieder gut, aber ich möchte trauernden Menschen hilfreich sein, damit sie nicht das gleiche einsame Schicksal durchleben müssen. Das ist meine Motivation einen Qualifizierungskurs zur Trauerbegleitung zu besuchen."

„Als ich mein Kind verloren habe, war eine Freundin an meiner Seite. Sie hat mich auch in sehr schwierigen Situationen ausgehalten und sich nicht von mir abgewandt. Durch ihre Unterstützung und ihre unendliche Geduld konnte ich im Laufe der Zeit wieder in mein Leben zurückfinden. Dafür bin ich ihr zutiefst dankbar. Heute weiß ich, wie wichtig und hilfreich es sein kann, Trauernde auf ihrem schmerzlichen Weg zu begleiten. Das, was ich durch meine Freundin erleben durfte, möchte ich weitergeben und anderen Trauernden zugutekommen lassen."

Der Wunsch, Werte in die Welt zu bringen

Neben unseren eigenen Verlusterfahrungen spielen unsere Werte, die uns in unserem Leben wichtig sind und die wir in die Welt bringen möchten, eine wesentliche Rolle. Unsere Werte sind unsere inneren Antreiber. Sie sorgen dafür, dass wir jeden Tag aufstehen, unsere alltäglichen Aufgaben bewältigen und erledigen. Sie bestimmen unser Handeln. In unserer Kindheit leben bzw. übernehmen wir die Werte unserer Eltern und weiterer Bezugspersonen. Während der Pubertät suchen wir nach unseren eigenen, individuellen Werten, nach denen wir leben möchten und machen sie für uns, bewusst oder unbewusst, im Erwachsenenleben verbindlich.

Ehrenamtliche Begleitung ist ein Geben und Nehmen. Einige Stimmen von ehrenamtlichen Trauerbegleitern über ihre persönlichen Motive:

Ein 35-jähriger Sozialarbeiter aus Syrien berichtet:

„Ich habe es selbst erlebt. Auf der Flucht habe ich meine gesamte Familie verloren. Ich kannte hier niemanden, auch nicht die Kultur und meine Trauer war grenzenlos. Ein älterer Mann hat mir geholfen. Er hat mir zugehört und mich bei vielen Dingen unterstützt. Heute arbeite ich hauptberuflich als Sozialarbeiter und helfe auch ehrenamtlich anderen Flüchtlingen. Vor allem Trauernden, denn ich kenne die Trauerschmerzen und die Einsamkeit. Meine persönlichen Erfahrungen fließen in die Begleitung ein. Es ist sehr erfüllend, die Welt ein kleines bisschen besser zu machen."

Das Motiv des Sozialarbeiters erwächst aus seinen schrecklichen Krisenerfahrungen, die er in Verbindung mit seiner Flucht machen musste. Durch seine Tätigkeit als Trauerbegleiter sowie als Sozialarbeiter kann er gefühlt wieder etwas gut machen. Seine persönlichen Wunden können heilen und er kann etwas dazu beitragen, dass die Verletzungen der Menschen, die er begleitet, wieder heil werden können. Aus seinen eigenen Krisenerfahrungen lassen sich Kompetenzen und Ressourcen schöpfen, die für eine hilfreiche Begleitung notwendig sind. So kann sich die Not wenden. Sowohl für Trauernde als auch für ihn persönlich.

„Ich selbst komme aus einer sehr privilegierten Familie. Im ehrenamtlichen Tun bekommt man viel Positives zurück. Das macht auch mich dankbar. Ich kann einen Teil dazu beitragen, dass es anderen besser geht und so ein Teil gemeinsam mit anderen sein."

„Begleiten ist für mich gelebte Nächstenliebe. Die Freude gibt es kostenfrei on top."

Die Motivation zu begleiten hat mit unseren individuellen, persönlichen Wünschen und Hoffnungen zu tun:

- Ich möchte in Krisensituationen für andere da sein.
- Ich wünsche mir Mitmenschlichkeit in der Trauer leben zu lernen.
- Ich möchte meinem eigenen Leben einen tieferen Sinn geben.
- Ich hoffe, Trauernden angemessen beistehen und ihnen hilfreich sein zu können.
- Ich erhoffe mir, aus einer gelingenden Begegnung mit Trauernden für mich selbst Lebenskraft schöpfen zu können.
- Ich wünsche mir, meinem eigenen Leben eine Bedeutung geben zu können.
- Ich möchte durch die Möglichkeit der Begegnung mit trauernden Menschen Trauer besser verstehen.
- Ich möchte neben der Begleitung auch meine eigene Verlustgeschichte leben lernen.

Der Wunsch nach Selbstwirksamkeit

Wir alle streben nach Selbstverwirklichung, d. h. wir möchten auf sinnvolle Art und Weise wirksam werden. Der amerikanische Psychologe Carl Rogers nennt dies Selbstaktualisierungstendenz. Seiner Auffassung nach haben wir einen natürlichen, angeborenen Drang nach Entwicklung und Entfaltung unserer Persönlichkeit. So wächst im Laufe unserer Lebensgeschichte unser persönliches Selbstkonzept. Das bedeutet, wir entwickeln bewusst oder unbewusst eine persönliche Vorstellung, wie wir gerne sein und leben möchten. Das ist individuell sehr unterschiedlich und beinhaltet einerseits, wie wir uns selbst wahrnehmen, bewerten und einschätzen und andererseits, wie wir meinen, dass andere uns wahrnehmen, bewerten und einschätzen. Unsere Selbstsicht ist ebenfalls maßgeblich davon geprägt, wie Beziehungen in unserer Herkunftsfamilie gelebt wurden.

> *„In meiner Herkunftsfamilie gab es in Krisen wenig Verständnis füreinander. Darüber, dass mein Vater uns verlassen hat, wurde nicht gesprochen. Es wurde totgeschwiegen. Darunter habe ich sehr gelitten. Lange Zeit war mir nicht bewusst, dass ich meinen verlorenen Vater betrauert habe. Ich habe es damals nicht als Trauer wahrgenommen. Heute möchte ich dazu beitragen, dass Menschen in Verlustsituationen nicht allein sein müssen und sprechen können. Es ist mir ebenfalls wichtig, dass in meiner eigenen Familie über schwierige und schmerzliche Dinge gesprochen werden kann. Auch mit meinen Kindern."*

Wir geben viel Kraft und Energie in das Vorhaben, Menschen in ihrer Trauer hilfreich sein zu wollen. Wir durchlaufen Qualifizierungskurse, investieren freiwillig Geld und Zeit, um später ehrenamtlich und unentgeltlich Menschen begleiten zu können.

Wir haben etwas zu geben, etwa unsere Mitmenschlichkeit, Grundlagenwissen um das Trauergeschehen, Lebens- und Berufserfahrung, lebenspraktische Fähigkeiten, Lebens- und Krisenkompetenzen sowie die Fähigkeit, Menschen in Notsituationen auszuhalten, ihnen zuzuhören und sie zu verstehen. Diese Skills können Trauernden sehr hilfreich sein.

Wir möchten aber selbst auch etwas bekommen. Untersuchungen haben gezeigt, dass Menschen, die sich sozial engagieren, Teilhabe am Ganzen und Wirksamkeit wichtig sind. Teilhabe am Ganzen meint, wir können Kontakte pflegen, haben die Möglichkeit in Gruppen mit Gleichgesinnten unsere Werte in die Welt zu bringen. Das ergibt Sinn, verhilft uns zu sinnerfülltem Tun und hat etwas Hoffnungsvolles und Zukunftsweisendes. Wirksam werden zu können im Sinne der eigenen, persönlichen Werte, ist erfüllend.

Je klarer wir unsere Werte und unser persönliches Motiv kennen, desto besser können wir wirken als individuelle, unverwechselbare Persönlichkeit.

Erwartungen, Wünsche und Befürchtungen

Am Beginn jeder Qualifizierung klären wir, neben dem zugrunde liegenden Motiv, die Wünsche und Erwartungen, aber auch die Befürchtungen der Teilnehmer.

„Ich wünsche mir zu lernen, wie es geht, Trauernde hilfreich zu begleiten. Allerdings habe ich Sorge, nicht die richtigen und angemessenen Worte zu finden."

„Meine Freundin hat mir von dem Qualifizierungskurs abgeraten. Sie hat Angst, dass ich mich überfordere und denkt, die Auseinandersetzung mit Tauer wird mir, meiner Seele und meinem Leben schaden."

„Ich habe Angst, dass ich mich nicht gut genug vom Leid der Trauernden abgrenzen kann."

„Ich möchte Sterben, Tod und Trauer in meinem Leben einen Platz geben, ohne dass sich mein Lebensgefühl grundlegend verdunkelt. Ich hoffe, dass das möglich ist."

Für die Begleitung ist es hilfreich, wenn wir uns unserer Ängste und Befürchtungen sowie unserer Wünsche bewusst sind, uns damit beschäftigen und uns darüber mit Gleichgesinnten austauschen. Der Kontakt mit dem Leid und den Gefühlen von Trauernden bedeutet immer auch eine Berührung mit unseren eigenen, schmerzlichen Verlusten und Schicksalsschlägen sowie mit dem menschlichen Werden und Vergehen. Im Grunde machen wir uns in den Qualifizierungskursen auf den Weg, um Sterben, Tod und Trauer in unsere Weltsicht hineinzunehmen. Wir möchten Mitmenschlichkeit leben, aber auch unser Selbst stärken und eventuelle Antworten für unsere persönlichen Lebensfragen finden.

Sich selbst als Begleiter-Persönlichkeit entdecken

Trauerbegleiter zeichnen sich neben ihrem Trauerwissen vor allem durch ihre persönliche, mitmenschliche und sorgende Haltung aus. Diese erwächst durch die Auseinandersetzung mit eigenen Erfahrungen, Auffassungen und Überzeugungen zur menschlichen Vergänglichkeit, zu Abschieden und Trauer. Dazu gehört die Bereitschaft, sich auf vulnerable Menschen in einer schwierigen Situation einzulassen. Begleiter sind Menschen für das Alltägliche im Angesicht der Trauer und den damit verbundenen emotionalen und psychischen Geschehnissen. Nicht zuletzt sollten wir Begleiter die Bereitschaft mitbringen, über unser Tun zu reflektieren.

Als Trauerbegleiter sind wir in allererster Linie ein mitmenschliches Gegenüber. Wir zeichnen uns dadurch aus, dass wir aufgrund unserer eigenen Biografie mit Lebens-, Verlust- und Trauererfahrungen ausgestattet sind und etwas vom Leben verstehen. So sind wir gerüstet mit Wissen über Trauerprozesse und in der Lage, eine verstehende Begleitungshaltung in der Beziehung mit Trauernden wirksam werden zu lassen.

Fragen, die uns auf die Spur unserer persönlichen, individuellen Beweggründe bringen können:

~ Was ist mein persönliches Motiv, Menschen in ihrer Trauer zu begleiten?
~ Welche Werte sind mir in der Begegnung mit Trauernden wichtig?
~ Was bringe ich mit, was habe ich zu geben?
~ Was möchte ich bekommen?
~ Was sind meine Erwartungen und Wünsche im Hinblick auf die Qualifizierung zur Trauerbegleitung?
~ Gibt es vielleicht auch Befürchtungen meinerseits?
~ Traue ich mir zu, Trauernde auszuhalten, ohne selbst Schaden zu nehmen?
~ Kann ich mich abgrenzen und habe ich eine gute Selbstsorge?

Sich des eigenen Motives bewusst zu sein, für sich persönlich zu klären, warum man Menschen in Trauer begleiten möchte, ist von entscheidender Bedeutung, stärkt unsere Motivation, uns als Begleitungspersönlichkeit sowie unsere Begleitungskompetenz.

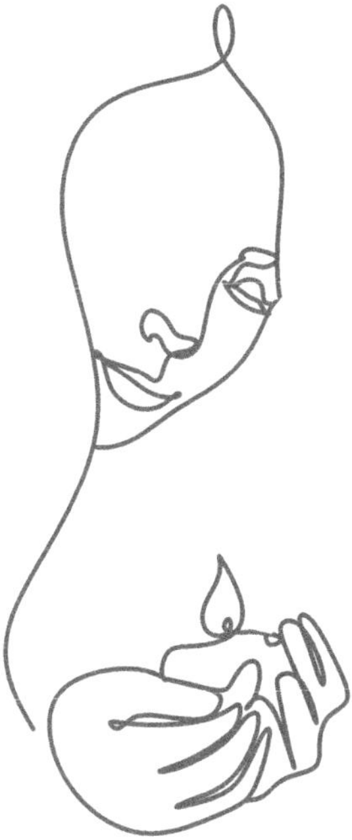

2

WAS SIE ÜBER TRAUER WISSEN SOLLTEN

Trauer als Fähigkeit unserer Seele

Grundlegendes zur Trauer

Im Laufe unseres Lebens werden wir immer wieder mehr oder weniger mit abschiedlichen Situationen konfrontiert und sind gefordert, mit ihnen umzugehen und sie in unser Leben zu integrieren. Sie gehören zu den Grunderfahrungen unseres Lebens. Es gibt kleine und große, harmlose, dramatische, schmerzliche, aber auch erlösende Abschiede. Denken wir nur an Menschen, die an einer nicht heilbaren, überaus schmerzlichen Krankheit leiden und durch den Tod letztendlich Erlösung erfahren dürfen. Mit Abschiedssituationen sind wir alle vertraut und haben für uns, bewusst oder unbewusst, eine Umgangskultur gefunden. Täglich durchleben wir kleine Abschiede, denen wir wenig Beachtung schenken, die uns kaum schmerzen und die für uns selbstverständlich sind. Wir verabschieden uns täglich am Morgen von unseren Liebsten und treffen uns am Abend wieder.

Es gibt zahlreiche Verluste, die uns im Leben begegnen und uns herausfordern können:

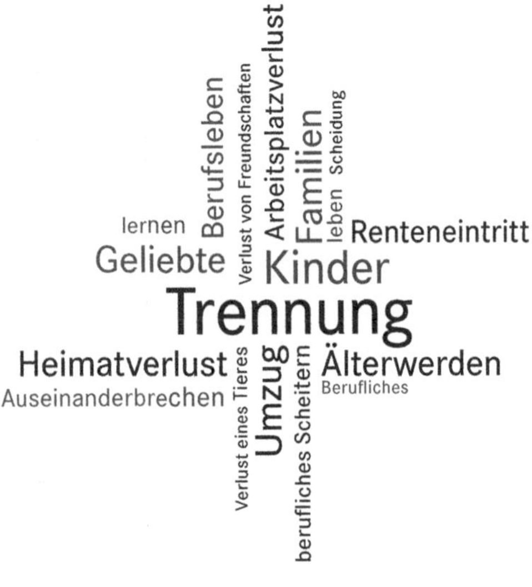

Zu den schmerzlichsten seelischen Erschütterungen gehört es, wenn Menschen eine unheilbare Diagnose bekommen, einen geliebten Angehörigen an den Tod verlieren oder in das Leben freigeben müssen. Das bedeutet den Verlust des Wertvollsten, was wir auf dieser Welt kennen. Trauer kann somit existenzielle Bedeutung bekommen. Vom eigenen Leben Abschied nehmen zu müssen oder einen geliebten Menschen zu verlieren, gehört zu den Extremerlebnissen im Hinblick auf menschliche Verluste.

> *Solche Schicksalsschläge berühren die Existenz, stürzen Trauernde in eine Krise und fordern sie als ganzen Menschen. Sie sind gefordert, gemäß ihren Möglichkeiten damit umzugehen und dazu eine persönliche Haltung zu finden.*

Diese Herausforderung gilt nicht nur für Trauernde, sondern auch für uns Begleiter. Der Unterschied besteht lediglich darin, dass wir Begleiter, im Gegensatz zu aktuell Betroffenen, uns derzeit nicht in einer Krise befinden. Wissen wir doch von der menschlichen Verletzlichkeit und davon, dass auch uns ein solcher Schicksalsschlag ereilen kann.

Erleben Menschen einen Verlust, setzt Trauer unwillkürlich ein. Sie ist eine natürliche menschliche Fähigkeit zur Bewältigung eines Verlustes, die jeder von uns besitzt, auch Kinder. Sie ist ein lebendiges, natürliches, menschliches Geschehen, keine Krankheit und sie drückt sich durch unsere Gefühle aus, wie beispielsweise Verlassen sein, Einsamkeit, Verzweiflung, Wut, Sehnsucht, Schuld, Hoffnungslosigkeit.

Gleichzeitig spüren Trauernde tiefe Liebesgefühle, die sie mit dem Verlorenen verbunden haben. Die Liebe und Verbundenheit zu dem Verlorenen werden in ihrer tiefsten Intensität gerade beim Abschied nehmen noch einmal spürbar schmerzvoll. Der Verlust wirkt seelisch, geistig und körperlich.

Trauer ist eine Reaktion auf das Ende einer sinnerfüllten Verbindung zu einem Menschen. Sie ist kostbar schmerzlich und heilsam zugleich. Sie dient dazu, die unwiderrufliche, veränderte Trennungssituation in unser Leben integrieren zu können. Um die Vielschichtigkeit des Trauergeschehens deutlich zu machen, haben Wissenschaftler versucht, die Komplexität des Trauergeschehens in Worte zu fassen und Trauermodelle entwickelt.

Der griechische Psychologe und Trauertherapeut Jorgos Canacakis, der selbst einen Sohn mit Behinderung verloren hat, veröffentlichte 1987 seine Dissertation mit dem Titel: „Ich sehe deine Tränen."

In seinem Buch bezeichnet er Trauer als eine ...

> *„... spontane, natürliche, normale und sehr selbstverständliche Reaktion unseres Organismus auf Verlust, Trennung und Abschiede. Es ist die leibseelische Antwort auf die täglich kleinen und großen Abschiede, die wir immer und unausweichlich zu bewältigen haben."*
> *(Cancakis, 1992, 181-199)*

Seiner Auffassung nach sind wir von Natur aus mit allem ausgestattet, was wir brauchen, um ein Leben lang unter allen Umständen und Bedingungen Verluste zu überstehen und in unser Leben integrieren zu können. (vgl. Canacakis, 1990, 181-199)

Die Schweizer Psychotherapeutin und Trauerforscherin Verena Kast hat die Trauer in vier Phasen beschrieben:

- ~ Nichtwahrhaben wollen
- ~ Aufbrechende Emotionen
- ~ Suchen und sich Trennen
- ~ Finden eines neuen Selbst- und Weltbezugs (vgl. Kast, 1986, 5)

Das Duale Prozess-Modell der niederländischen Psychologen Margret Stroebe und Henk Schutt (1999) betont den Unterschied zwischen verlustorientierten und wiederherstellungsorientierten Stressoren, denen Trauernde in der Krise ausgesetzt sind. Mit verlustorientierten Stressoren meinen sie den Trauerschmerz und Erinnerungen. Wiederherstellungsorientierte Stressoren sind ihrer Meinung nach alle Aktivitäten, die das Weiterleben ohne den verlorenen Menschen betreffen und sich auf das zukünftige, neue Leben konzentrieren.

Mit Phasenmodellen wird heute nicht mehr gearbeitet. Dennoch hatten alle Versuche, das komplexe Trauergeschehen zum Ausdruck zu bringen und verstehbar zu machen, ihre Berechtigung. Sie haben durch ihre Erkenntnisse einen Beitrag zum besseren Verständnis geleistet und spiegeln den Forschungsstand ihrer Zeit wider.

Die Modelle können hilfreich sein und uns in der Begleitungssituation Orientierung geben. Auch ermöglichen sie eine Sensibilisierung für die Krisensituation. Sie machen zudem deutlich, dass es sich um ein Prozess- und Krisengeschehen handelt.

Für Trauernde gibt es kein Entkommen aus dieser überaus schmerzlichen Krisensituation und sie sind gefordert, den Verlust mit all ihren geistigen, seelischen, körperlichen, sozialen und spirituellen Kräften in ihr weiteres Leben zu integrieren. Wir können sie auf ihrem individuellen Weg begleiten.

Zur Bedeutung von Gefühlen in der Trauer

> *„Gefühle sind die lebendigsten Kräfte, die in unserem Organismus wirken. Diese bei uns selbst oder bei Trauernden in ihrer Bedeutung wahrnehmen und verstehen zu können, ist eine zentrale kommunikative Fähigkeit, um Krisen und Grenzerfahrungen aushalten und handlungsfähig bleiben zu können."*
> *(vgl. Magerl 2022, 122)*

Gefühle gehören zu unserer biologischen Grundausstattung und sind eine Möglichkeit, um unsere Befindlichkeit zum Ausdruck zu bringen. Sie sind innerseelische Abdrücke unseres Welterlebens. Neurowissenschaftliche Erkenntnisse haben gezeigt, dass Erfahrungen, die wir machen, in unserem Gehirn mit dem entsprechenden Gefühl verknüpft und gespeichert werden. So löst beispielsweise ein erlebter Verlust unweigerlich und unwillkürlich Trauergefühle aus. Unser Organismus stellt in Krisenzeiten unser gesamtes Repertoire an Gefühlen zur Verfügung. Kennen wir die Gefühle, deren Bedeutung und Qualität, können wir Trauernde besser verstehen und ihnen entsprechend hilfreich sein.

Trauernde berichten, dass sie vor allem anfangs immer wieder von Gefühlen überflutet werden in einer Heftigkeit, die sie vorher nicht kannten. Gefühle sind der Schlüssel, um Trauer zu verstehen. Sie helfen uns Begleitern, die innere Welt des Trauernden wahrzunehmen. Sind wir in der Lage, die Gefühle zu lesen und empathisch wahrzunehmen, können wir gezielter auf die Bedürfnisse eingehen, Vertrauen fördern und eine tiefere Verbindung zu dem Trauernden herstellen.

Trauernde erleben die gesamte Palette von Gefühlen, die unser Organismus zur Verfügung stellt:

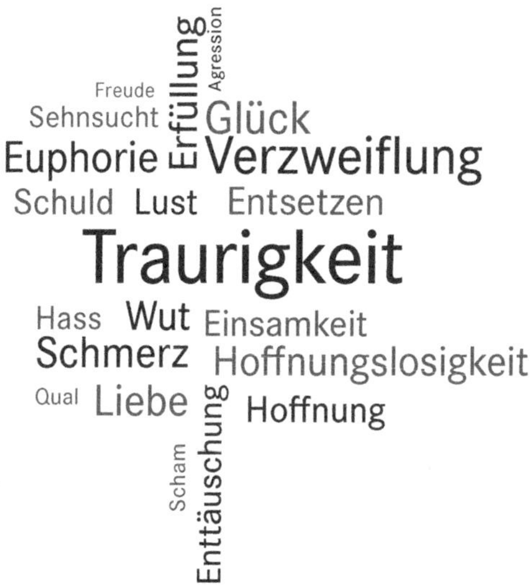

All diese Gefühle haben Qualität und machen Sinn. Trauernde spüren sie natürlicherweise. Sie lassen sie einerseits hilflos erscheinen, ihre Wucht und Heftigkeit lösen Ängste aus. Andererseits sind sie ein Schlüssel zur Verlustverarbeitung. Ich möchte hier einige Gefühle beschreiben, da deren Qualität zu einem besseren Verständnis der Trauernden beitragen kann.

Trauer – etwas unwiederbringlich Verlorenes

Trauer weist uns darauf hin, dass etwas Geliebtes unwiederbringlich verlorengegangen ist, und fordert Trauernde heraus, diesen Verlust unfreiwillig in ihr weiteres Leben zu integrieren. Die Qualität von Trauer ist die Unwiederbringlichkeit. Betroffene spüren deutlich, das gemeinsam gelebte Leben ist endgültig verloren und kann nicht mehr gelebt werden. Nie wieder! Das ist zutiefst schmerzlich und löst eine Krise aus. Die Herausforderung wird sein, diesen überaus schmerzlichen Verlust in das zukünftige, weitere Leben zu integrieren.

Hoffnung – als das Erahnen von Lösungsmöglichkeiten

Hoffnung ist ein Gefühl, das uns intuitiv Lösungsmöglichkeiten erahnen lässt, Wünsche in Erfüllung zu bringen. Hoffnung trägt und ermutigt Krisen durchzustehen. Trauernde leiden auf ihrem Trauerweg immer wieder an Hoffnungslosigkeit. Trauerbegleiter können durch ein vertrauensvolles und verlässliches Beziehungsangebot dazu beitragen, dass sie wieder neue Hoffnung schöpfen können. Trauernde brauchen kleine Hoffnungsinseln, damit sie Schritt für Schritt weitergehen können. Hoffnung gibt Kraft und nährt in Krisenzeiten.

Enttäuschung – als das Erkennen einer Täuschung

> *„So habe ich mir mein Leben nicht vorgestellt. Wir hatten noch viele gemeinsame Pläne. Jetzt ist mein Mann tot, obwohl ich mir sicher war, dass wir gemeinsam alt werden."*

Diese Frau ist vom Leben enttäuscht. In ihrer Enttäuschung wird deutlich, worin sie sich getäuscht hat. Sie hat sich darin getäuscht, dass wir uns unserer Angehörigen sicher sein können und die Kontrolle über unser Leben haben. Sie ist in ihrer bisherigen Weltsicht der Illusion erlegen, dass wir dem Verlust von geliebten Angehörigen entkommen können. Schmerzlich muss sie erleben, dass wir Menschen endlich sind und uns in unserem Leben Schicksalsschläge ereilen können. Letztendlich brauchen wir eine endliche Lebenshaltung, in der Sterben, Tod und Trauer sein und gelebt werden können.

Verzweiflung – zwei sich gegenseitig ausschließende Wahrheiten

Trauernde Menschen sind oft verzweifelt. Begegnen wir zwei widersprüchlichen Realitäten, die sich gegenseitig ausschließen, stellt sich ein Gefühl der Verzweiflung ein.

> *„Ich würde alles geben, wenn ich meine Tochter behalten könnte, aber ich weiß, dass sie bald sterben wird."*

In dieser unauflösbaren Ambivalenz zeigt sich die Verzweiflung. Zwischen beiden unvereinbaren Polen findet das noch mögliche, gemeinsame Leben statt. Der Mutter bleibt nichts anderes übrig, als sich dieser Wahrheit anzunähern und sie irgendwann unter tiefen Schmerzen anzuerkennen. Gelingt dies, kann ihr Blick frei werden für die noch bleibende, gemeinsame Zeit mit ihrer Tochter.

Angst – als Bewältigungsdynamik einer Gefahr

Angst ist ein überlebenswichtiges Gefühl. Würden wir sie nicht spüren können, wären wir unachtsam uns selbst und anderen gegenüber. Einschneidende Verluste lösen bei Betroffenen vielfältige Ängste aus. Sie bedeuten für Trauernde Gefahr, Bedrohung und Verunsicherung. Deshalb neigen Trauernde natürlicherweise dazu, sie abzuwehren.

> *„Ich habe keine Ahnung, wie ich ohne meinen Mann weiterleben soll. Denke ich an die Zukunft, meldet sich meine Angst. Manchmal werde ich panisch und ich weiß nicht, ob ich das, was auf mich zukommt, allein schaffen kann."*

Um aus einer Angstsituation herauszukommen, brauchen Trauernde jemanden, dem sie sich anvertrauen können. Sie benötigen in dieser Notsituation Angenommensein, einen geschützten Rahmen und mitmenschlichen Halt. Die konkreten Ängste ansprechen können, einen verstehenden Begleiter an seiner Seite zu haben, kann sie mildern und schafft Raum für lebbare Lösungen. Gemeinsam kann geklärt werden, wovor genau jemand Angst hat und wer oder was hilfreich sein könnte.

Einsamkeit – als Erlebtes abgetrennt sein vom Weltgeschehen

Das Gefühl der Einsamkeit begleitet Trauernde immer wieder. Durch ihren Verlust sind sie unfreiwillig auf sich selbst zurückgeworfen. In der Einsamkeit erleben Trauernde sich von der Welt abgetrennt. Im Gegensatz zum Alleinsein, als einem oftmals bewusst gewählten Zustand, der sehr angenehm sein kann. Einsamkeit nimmt den Betroffenen die Möglichkeit der gesellschaftlichen und mitmenschlichen Teilhabe. Gerade dann, wenn sie Mitmenschlichkeit und Nähe am meisten brauchen.

> *„Seit meine Frau mich verlassen hat, fühle ich mich wie rausgekickt und habe das Gefühl, ich passe nicht mehr in die normale Welt und zu meinen Freunden."*

Begleiter können Trauernde nicht aus ihrer Einsamkeit befreien, jedoch können verlässliche, empathische und durch Echtheit geprägte zwischenmenschliche Begegnungen das Einsamkeitsempfinden zumindest mildern.

Mea Culpa – Schuldgefühle in der Trauer

> *„Schicksalsschläge lassen sich ertragen. Sie kommen von außen und sind zufällig. Aber durch eigene Schuld zu leiden, das ist der Stachel des Lebens."*
> *(Oscar Wild)*

Schuldgefühle sind ein hochsensibles, schambesetztes, allgegenwärtiges und präsentes Thema für Trauernde, auch wenn es auf den ersten Blick nicht so scheinen mag. Wir Begleiter sind gefordert, sie bei Trauernden wahrzunehmen und achtsam damit umzugehen.

Wir alle wissen aus Erfahrung, wie unangenehm Schuldgefühle sein können. Sie begegnen uns in unserem alltäglichen Leben immer wieder und wir spüren sie als Schuld, schlechtes Gewissen und Scham. Schuldsein ist etwas, was wir keinesfalls sein wollen und die damit verbundenen Gefühle können wir nur schwer aushalten. Sie gehören zu den schmerzlichsten Gefühlen, die wir kennen, bedeuten Dauerstress für Körper und Seele, können Lebensfreude zerstören, nagen an unserer Seele, können uns peinigen und quälen, uns zum Schwitzen bringen, uns vor Scham erröten lassen und uns krank machen, wenn wir sie nicht auflösen können. Es kostet viel Lebensenergie, die illusionäre Hoffnung aufrecht zu erhalten, unschuldig bleiben und schuldfrei leben zu können.

Trauernde können sich aus unterschiedlichen Gründen schuldig fühlen:

> *„Ich habe meine Frau nach 30 Jahren Ehe verlassen. Ich weiß, dass es für mich und mein Leben die richtige Entscheidung war, aber trotzdem plagt mich mein schlechtes Gewissen. Meine Schuld fühlt sich an wie ein riesiger schwarzer Klotz im Bauch. Ich habe keine Ahnung, wie ich dieses Gefühl wieder loswerden kann."*

Schuldgefühle entstehen dann, wenn wir unseren persönlichen inneren Werten oder Moralvorstellungen zuwiderhandeln oder Versprechen nicht einhalten können, die wir

– ausgesprochen oder unausgesprochen – für uns verbindlich gemacht haben.

> *„Ich habe meinem Mann versprochen, dass er nicht allein sterben muss. Jetzt ist es doch passiert. Er ist verstorben, als ich kurz das Zimmer verlassen habe. Das werde ich mir nie verzeihen."*

Schuldgefühle können sich körperlich durch Schlafstörungen, Albträume, Selbstzweifel, innere Unruhe, Angstattacken und nicht endende Grübeleien bemerkbar machen. Wenn Trauernde ewig in der Gedankenschleife bleiben, keinen Ausweg finden, leiden sie endlos. Trauernde lassen sich ihre Schuldgefühle nicht ausreden. Sie bestehen mit aller Macht darauf und halten konsequent an ihnen fest. Das macht Sinn, denn Schuldgefühle zeigen uns an, dass etwas in der Beziehung zu dem verlorenen Menschen außer Balance geraten ist und wieder in Ordnung gebracht werden muss. Nur so können Trauernde zu einer inneren Befriedung finden und Abschied nehmen.

Gerade weil Schuldgefühle so unangenehm sind, haben wir im Laufe unseres Lebens bewusst oder unbewusst eine wirksame Abwehr- bzw. Umgangskultur entwickelt. Je intensiver wir sie spüren, desto stärker ist unser Schuldempfinden und desto stärker verurteilen wir uns selbst oder andere. Trauernde, die das Gefühl haben, etwas falsch gemacht oder unterlassen zu haben, erleben Schuldgefühle als sehr belastend.

Wenn Zugehörige durch Suizid verstorben sind, Versprechen nicht eingehalten werden konnten oder die Beziehung zu dem verlorenen Menschen bereits vorher in einer Krise war, können Schuldgefühle verstärkt werden.

Schuldempfinden regelt unsere Beziehungen

Schuld empfinden zu können, ist eine menschliche Fähigkeit. Sie hilft uns, unsere Beziehungen sozial verträglich zu leben. Schuldgefühle regeln und balancieren unseren Umgang miteinander, machen unser Gegenüber für uns spürbar und wirken als Beziehungsregulativ. Verbunden mit unserer Fähigkeit des Mitfühlens lassen Schuldgefühle uns spüren, wenn wir jemanden verletzen oder kränken. Somit ist Schuld eine qualitativ wertvolle Emotion.

Es kann sein, dass Trauernde aufgrund nicht gelöster Schuldgefühle zu ewig Trauernden werden, sich ein weiteres Kind oder einen neuen Lebenspartner versagen oder sich verbieten, im Leben wieder glücklich sein zu dürfen. In diesem Zusammenhang wird deutlich, dass dem Thema Schuld in der Trauer existenzielle Bedeutung zukommen kann.

Es ist wichtig, dass wir uns als Begleiter für das Thema sensibilisieren und versuchen zu erkennen, ob ein Trauernder sich schuldig fühlt. Es hilft, wenn wir das Thema wahrnehmen und in der Begegnung Offenheit signalisieren. Oft ist es schon eine große Erleichterung, wenn Trauernde ihr Schuldempfinden in einer geschützten Atmosphäre zum Ausdruck bringen können. Da Schuld mit Scham zu tun hat, tragen viele Betroffene ihre vermeintliche oder reale Schuld als Geheimnis in sich. Das ist ein qualvoller Zustand. Wir Begleiter sollten uns darüber bewusst sein, dass Trauernde an dieser Stelle überaus vulnerabel sind. Wir können aktiv zuhören und hilfreich sein, wenn wir nicht bewerten und nicht beschwichtigen. Auch sollten wir achtsam sein, ob jemand anteilnehmende oder professionelle Unterstützung braucht oder wünscht und diese anbieten.

Vom Selbstverurteilen zum Selbstverstehen

Um aus einem Schuld-Dilemma herauszukommen, müssen wir bewusst Abschied nehmen von der Illusion des menschlichen Perfektionismus. Wir pflegen gerne ein Ideal, wie unsere Beziehungen sein sollen. Gerade, wenn wir Menschen verlieren, neigen wir dazu, die verlorene Beziehung zu überhöhen, zu verklären und ausschließlich die erfüllenden Seiten zu sehen. Die natürlichen Schattenseiten, die jede Beziehung ebenfalls hat, leugnen wir gerne. Jede Beziehung hat erfüllende und schwierige Seiten. Das entspricht unserem begrenzten Menschsein, beeinträchtigt die Liebe aber nicht.

Es fällt uns allen schwer, einzugestehen, dass wir uns im Zusammenleben immer wieder schuldig machen, selbst verletzt werden oder anderen etwas schuldig bleiben.

Vielleicht können wir es leichter ertragen, wenn wir uns bewusst machen, dass wir in der Regel niemanden vorsätzlich verletzen möchten. Diese Erkenntnis kann für uns hilfreich sein, unsere menschliche Fehlbarkeit mit einem milderen Blick zu betrachten und uns nicht gnadenlos selbst zu verurteilen, sondern zu versuchen, das Versagen zu verstehen. Die Auflösung der Schuldproblematik vollzieht sich über den Weg der Beziehungsklärung. Das kann für Trauernde hilfreich sein.

Gebrochene Liebesversprechen
Im Umgang miteinander geben wir uns gegenseitig bewusst oder unbewusst Versprechen ab. Sie spielen in unseren Beziehungen eine bedeutende Rolle.

> *„Ich werde dich nie im Stich lassen."*
>
> *„Ich werde dir immer treu sein."*

Solche Versprechen haben absoluten, idealisierenden Charakter, entsprechen aber nicht unserem realen menschlichen Begrenzt-Sein und lassen sich nur schwer einhalten. Brechen wir unsere Versprechen, fühlen wir uns schuldig.

Notlösung contra Erfüllungslösung
Um belastende Schuldgefühle aushalten zu können, reagieren Trauernde mit Not-Lösungen. Es kann sein, dass sie verdrängen, leugnen, Dinge abspalten. So können sie ihre Schuldgefühle als sinnvolle Notlösung vorübergehend loswerden. Das ist legitim, denn es ist sehr schwer, sich der Wahrheit zu stellen. Wichtig ist, dass wir niemals Situationen, die uns Trauernde anvertrauen, bewerten.

Schuldgefühle sind aber sehr hartnäckig und melden sich zu gegebener Zeit wieder, so dass Trauernde letztendlich eine Erfüllungslösung benötigen, damit die Not sich wenden kann.

Die Beziehung klären – versöhnen und verzeihen
Hilfreich kann es sein, wenn Betroffene ihre Versprechen, die sie abgegeben haben, auf ihre Einhaltbarkeit überprüfen, nichteinhaltbare kündigen und neue, realistische Versprechen an ihre Stelle setzen. Das kann die Beziehung gefühlt wieder in Ordnung bringen.

„Ich habe meine verstorbene Frau während ihrer Krankheitszeit mit einer anderen Frau betrogen, obwohl wir uns gegenseitige Treue versprochen hatten. Das hat mich nach ihrem Tod sehr gequält. Einige Zeit später hat diese Qual aufgehört, weil ich mir verzeihen konnte und ich erkannt habe, dass meine Untreue unsere Liebe nicht schmälert. Das empfinde ich als sehr entlastend. Aber es war ein schwieriger Weg bis dahin."

Versöhnen und Verzeihen ist der Weg, der uns aus einem Schuldilemma erlösen kann. Verena Kast bringt es auf den Punkt:

„Verzeihen und Versöhnen ist ein aktives Tun und erwächst aus einem Entschluss, durch den man aus der Position des bloßen Opfers herausfindet zu einer Position der Würde."
(Kast, 2007, 7)

Sie plädiert dafür, die Verletzung wahrzunehmen und zu erkennen, die Gefühle zu spüren, sich davon zu erholen - sich Zeit zu geben, sich selbst im eigenen Handeln zu verstehen und sich bewusst für das Verzeihen und Versöhnen zu entscheiden.

Um zu verzeihen, brauchen Trauernde nicht mit dem Betroffenen persönlich in Beziehung treten. Es geht auch gedanklich und in unserer Vorstellung. Verzeihen und Versöhnen bedeutet für Trauernde, dass sie wieder frei werden und sich auf ihr zukünftiges Leben konzentrieren können.

Erschwerte, komplizierte und traumatische Trauer

Trauer ist keine Krankheit, auch wenn sich die damit einhergehenden Symptome so anfühlen können. Reichen die persönlichen Ressourcen und Kraftquellen der Trauernden aus, werden die Trauerreaktionen mit der Zeit schwächer. Wir können dann beobachten, dass Weinkrämpfe, Schlafstörungen, Stimmen hören, belastende Bilder, nicht enden wollende Grübeleien, Albträume mit der Zeit nachlassen und immer mehr in den Hintergrund treten. Allerdings gibt es bestimmte Risikofaktoren für erschwerte Trauersituationen, die Trauerbegleiter unbedingt kennen sollten. Aus der Forschung wissen wir, dass bestimmte Umstände ein erhöhtes Risiko mit sich bringen. Die Fachwelt unterscheidet zwischen normaler, erschwerter und komplizierter Trauer bzw. traumatischer Trauer.

Von erschwerter Trauer sprechen wir, wenn ein Angehöriger sich das Leben genommen hat, bei einem Unfall plötzlich verstorben ist oder die Beziehung zu dem Verlorenen schon vor der Trennung in einer Krise war. Hier ist es wichtig, dass qualifizierte Trauerbegleiter und Seelsorger zur Verfügung stehen.

Von komplizierter und traumatischer Trauer sprechen wir, wenn Trauernde einen Angehörigen durch ein Gewaltverbrechen oder eine Katastrophe verloren haben. Bei solchen Verlustsituationen ist eine professionelle, therapeutische Begleitung unabdingbar. Symptome können langanhaltende totale Erschöpfung, das Broken-Heart-Syndrom oder immer wiederkehrende Panikattacken sein.

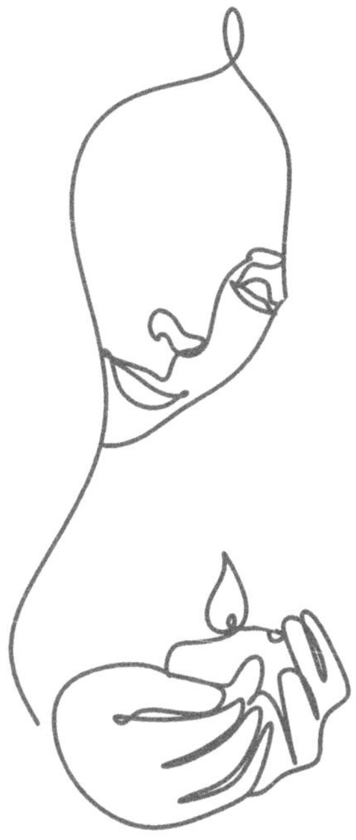

3

WAS SIE ÜBER TRAUERNDE MENSCHEN WISSEN SOLLTEN

Sich sensibilisieren für die Krisensituation von Trauernden

In unserem alltäglichen Leben vollziehen wir mehr oder weniger bewusst immer wieder neue Abschiede. Bis bald! Tschüss, bis heute Abend! Solche kleine, in der Regel recht schmerzfreie Abschiede sind begleitet von der Annahme, dass alle sicher und wohlbehalten wieder zurückkommen und die Trennung lediglich vorrübergehend sein wird. Kehrt ein Mensch jedoch z. B. bedingt durch einen Unfall nicht mehr zurück, zeigt sich die Verletzlichkeit und Endlichkeit des Lebens auf grausame Weise. Für Hinterbliebene bedeutet das, der Verlorene kehrt nie mehr zurück. Sie werden ihn nie mehr sehen, sprechen und berühren können. Menschen, die solch einen Verlust erleiden, müssen mit dieser grausamen Realität weiterleben (lernen). Sie sind gefordert, solch einen Verlust mit Hilfe ihrer geistigen, seelischen, körperlichen und spirituellen Kräfte in ihr weiteres Leben zu integrieren.

Für uns Begleiter kommt es darauf an, dass wir uns für das darauffolgende Krisengeschehen sensibilisieren.

Verwundete Seele

„Ich habe das Gefühl, mein gesamter Körper ist eine Wunde."

Manche Trauernde bezeichnen ihre Situation als Seelenqual. Sie finden für ihre bereitgestellte Liebe kein Gegenüber mehr. Das ist sehr schmerzlich. Ihre Seele ist in der Trauerzeit verwundet und aufgeweicht. Das bedeutet, in der Begleitung haben wir es mit zutiefst vulnerablen Menschen zu tun. Sie sind in dieser Zeit empfindlicher und empfindsamer. Empfindsamer auch im Hinblick auf eine erhöhte Empfindlichkeit. Psychoanalytiker sagen, dass in dieser Krisenzeit die Schwelle vom sogenannten Normalbewusstsein hin zum Überbewusstsein gelockert ist. Mehr als in den krisenfreien Lebenszeiten strömen Träume, Bilder und Visionen in ihr Tagesbewusstsein. Bedingt durch die erhöhte Empfindsamkeit und Empfindlichkeit sind Trauernde ungeschützter vor Verletzungen und Unachtsamkeiten von außen. Hier ist von Seiten der Trauerbegleiter eine erhöhte Wachsamkeit erforderlich, um zusätzlichen Verletzungen vorzubeugen. Eine erhöhte Achtsamkeit, aktives Zuhören, ohne zu bewerten, bieten Trauernden Schutz.

Trauernde durchleben eine schmerzliche Krise

Geschwächter Körper

In der Trauerzeit ist das Immunsystem von Trauernden geschwächt, sie sind physisch zutiefst erschöpft, kraftlos und ihre Anfälligkeit für Krankheiten ist erhöht. Sie sind durch ihre Krisensituation belastet und können gerade in der ersten Zeit über Schlafstörungen, Herzschmerzen, Kopfschmerzen, Schwindelattacken, Konzentrationsstörungen, Essstörungen und Sucht-Problematiken klagen. Das können natürliche Folgen von Verlusten sein. Als Begleiter können wir diese Möglichkeiten im Auge behalten und eventuell Hilfsangebote unterbreiten.

Gleichzeitig sind Trauernde gefordert, weiterhin zu funktionieren und das alltägliche Leben aufrecht zu erhalten. Das bedeutet für Menschen, die einen schweren Verlust verkraften müssen, zutiefst geistig, seelisch und körperlich erschöpft zu sein. Gleichzeitig sind sie unfreiwillig mit Veränderungen und Reifungsherausforderungen konfrontiert und müssen den normalen Alltag unter erschwerten Bedingungen bewältigen. Praktische Unterstützungsangebote können hier, vor allem in der Anfangszeit, hilfreich sein.

Sensibler und wacher Geist

Unser Geist ist in Krisenzeiten sensibler für Sinnfragen philosophischer, religiöser oder spiritueller Art. Begleiter können Trauernde erleben, die an grundlegenden Glaubenssätzen zweifeln, mit Gott und der Welt hadern und ihre bisherige Weltsicht in Frage stellen. Wir können ihnen einen Gesprächsraum eröffnen, damit sie Suchbewegungen machen können. So können sie durch Resonanz stimmige Sinnantworten für ihr zukünftiges Leben finden.

Trauernde erleben eine existenzielle Erschütterung. Sie befinden sich zwischen den Welten. Sie sind gezwungen, sich auf den Weg zu machen, von einem bisherigen vertrauten, vermeintlich sicheren, in ein völlig neues, unbekanntes Leben. Solche Umbrüche und Übergänge gehen mit einschneidenden, grundlegenden Veränderungen einher und nehmen den Betroffenen mindestens vorübergehend das Gefühl ihrer Lebenssicherheit. Die alte gewohnte Welt gibt es nicht mehr, die Neue ist unvorstellbar, nicht in Sicht und trägt (noch) nicht. Es bedeutet ein Dazwischen und das erzeugt Spannung und Ambivalenz. Sie durchleben eine Krise.

Was bedeutet eine Krise?

Krisen gehören zum Wachstumsprozess unseres Lebens. Sie sind tiefe, menschliche Herausforderungen und zeigen, dass nichts mehr so weitergehen wird, wie es war. Trauernde machen somit Grenzerfahrungen und es stehen Entscheidungen an, auf die sie früher oder später Antworten finden müssen. Dafür brauchen sie ihre Ressourcen. Krisen bedeuten eine Ausnahmesituation und trotzdem sind sie ein natürliches Vorkommen in unserem Leben.

Das Wort Krise stammt von dem lateinischen Wort Krisis ab und bedeutet Streit, Scheidung, Entscheidung und Urteil. Im Griechischen bedeutet das Verb krinein trennen und sich entscheiden. Im Chinesischen beinhaltet das Wort Krise Gefahr und Chance zugleich. Im deutschsprachigen Raum sprechen wir eher von Veränderung und Wendepunkt.

Trauernde durchleben eine existenzielle Verlustkrise. Sie erleben unfreiwillig einen Bruch. Ihre gewohnte Kontinuität und Normalität sind von jetzt auf gleich gebrochen bzw. unterbrochen. Eine Krise bezeichnet somit einen problematischen Wendepunkt im Leben, der mit Entscheidungsherausforderungen verbunden ist.

> *„Bei jeder Art von Welterfahrung ist es wichtig,*
> *dass die Seele hinterherkommen kann."*
> *(Walter Bärsch, Präsident Deutscher Kinderschutzbund a. D.)*

Begleiten wir Menschen in einer Krise und in ihrem Leid, erfahren wir immer wieder, dass sich erst einmal ein innerer Widerstand gegen das Geschehene bemerkbar macht. Es kann sein, dass Trauernde die Realität des Verlustes reflexartig abwehren, verdrängen, abspalten, nicht wahrwerden lassen oder vernebeln, was geschehen ist. Das sind selbstverständliche, natürliche Reaktionen und vorrübergehende Notlösungen. Wir können sie auch als Zwischenlösungen auf dem Weg in die Trauer betrachten, die über den anfänglichen Schock der unfassbaren Realität hinweghelfen. So lange, bis die Seele dem Geschehen vorsichtig Raum geben kann. Hier brauchen Begleiter Geduld und sind gefordert, da zu sein und Trauernden die notwendige Zeit einzuräumen.

Was Trauernde erleben

Wenn Kinder sterben

Stirbt ein Kind, geschieht das außerhalb der natürlichen Reihenfolge. Die zurückbleibenden Eltern und Geschwister sind gezwungen, ihre Hoffnungen und Wünsche, die sie mit diesem Kind verbunden haben, aufzugeben. Sie verlieren die gemeinsam erhoffte Zukunft. Es scheint, als würden durch verstorbene Kinder Naturgesetze gebrochen. Sterbende Kinder machen uns schmerzlich spürbar, dass auch Kinder vor dem Tod nicht gefeit sind.

Wenn Partner sterben

Sterben Partner, werden Trauernde auf sich selbst zurückgeworfen und müssen lernen, allein weiterzuleben. Die gemeinsam geschaffene innere und äußere Paarwelt, ihr gemeinsames Zuhause, ihre gewohnten Rituale, geteilte Freude und Leid, gelebte Sexualität und gemeinsame Zukunftswünsche sind unwiederbringlich verloren und können nicht mehr gelebt werden. Von jetzt auf gleich. Das macht zutiefst einsam und fordert heraus, das zukünftige Leben vorerst allein auszuhalten und neu zu gestalten.

Wenn Eltern sterben

Der Tod von Eltern bedeutet den Verlust von etwas Ursprünglichem. Wir verlieren die gemeinsam gelebte Vergangenheit und müssen endgültig erwachsen werden. Solange unsere Eltern leben, können wir uns in ihrer Gegenwart noch als Kinder fühlen. Auch wenn wir selbst schon Kinder haben. Nach ihrem Tod stehen wir selbst in der ersten Reihe, werden voraussichtlich die nächsten sein, die von dieser Welt gehen, und die menschliche Sterblichkeit wird uns bewusster. Betroffene sind dann zusätzlich zu ihrer Trauer mit ihrer eigenen Verletzlichkeit und Endlichkeit konfrontiert.

Wenn Geschwister sterben

Sterben Geschwister, können die Hinterbleibenden nicht mehr Schwester oder Bruder sein und die Rolle innerhalb der Familie ändert sich. Eventuell wird der jüngere Bruder zum Ältesten und ist gefordert, in diese neue Rolle hineinzuwachsen. Erleben jüngere Kinder einen solchen Verlust, rüttelt der vorzeitige Tod an ihren Grundfesten und an ihrem Bedürfnis nach Sicherheit. Begleiter, die ihnen in ihrer Krisenzeit Halt und Sicherheit bieten, sind von großer Bedeutung.

Belastungsempfinden

> *„Nach dem Tod meines Mannes habe ich mich hilflos und einsam gefühlt. Freunde haben sich zurückgezogen. Das war das Schlimmste."*

Die Zeit vor, während und nach einem Verlust ist für Trauernde eine hochsensible Zeit. Begleiter sollten sich für diese überaus empfindliche Situation sensibilisieren, indem sie eine erhöhte Achtsamkeit walten lassen. Wir können davon ausgehen, dass Trauernde intuitiv spüren, dass sie von ihren Mitmenschen als Belastung empfunden werden. Sie erleben, dass Freunde sich abwenden und sich mit der Situation überfordert fühlen. Sie möchten keine Belastung sein und ziehen sich lieber zurück. Einsamkeit ist die Folge. Verlässliche, regelmäßige Kontakte, in denen sie innerhalb eines bestimmten Zeitfensters Belastung sein dürfen, können hilfreich sein. Begleiter sollten aber immer auf eine gute Selbstsorge achten.

Fassungslosigkeit

> *„Meine Tochter hatte eine Krebserkrankung und ich wusste, dass sie sterben wird. Als es dann wirklich passiert ist, konnte ich es nicht fassen, obwohl ich es wusste. Meine gewohnte Welt ist wie ein Kartenhaus zusammengekracht."*

Trauernde versinken anfangs in einen Zustand der Fassungslosigkeit. Sie bleiben fassungslos zurück. Sie können im wahrsten Sinne des Wortes nicht erfassen, was geschehen ist. In der Begleitung können wir die Erfahrung machen, dass sie beispielsweise uns oder anderen den Hergang der erlebten Situation immer wieder schildern oder einzelne Szenen, die sie erlebt haben, immer wieder gedanklich durchspielen. So, als würden sie versuchen, das Geschehene und sich selbst wieder in eine Fassung zu bringen. Es bleibt aber anfänglich unfassbar und sie sind vorerst mit dieser Krisensituation überfordert. Ihre Seele ist verletzt, braucht Zeit und anteilnehmende Menschen, damit die Wunde wieder heilen kann.

Gefühlschaos und Orientierungslosigkeit

> *„Als mein Mann gestorben war, weinte ich tagelang bitterlich. Meine Gefühle haben mich überflutet. Das war sehr schmerzlich und anstrengend. Es tat so unsagbar weh. Meine Freunde waren mit meinem Zustand überfordert und ich schämte mich."*

Es ist für Trauernde unangenehm und schwierig, wenn sie die Kontrolle über sich und ihre Gefühlswelt verlieren. Andere sehen sie in einem Zustand, indem sie sich der Welt nicht zeigen möchten. Begleiter können hilfreich sein, wenn sie deutlich machen, dass solche Reaktionen gesund, heilsam und natürlich sind und ihnen einen geschützten Raum für ihre Situation anbieten. Auch berichten Trauernde davon, dass sie sich orientierungslos fühlen.

> *„Ich hatte das Gefühl, dass mein Leben mit dem Tod meiner Tochter ebenfalls zu Ende gegangen ist. Ich hatte nur noch Chaos in meinem Kopf und dachte, das hört nie mehr auf. Ich konnte die einfachsten Dinge nicht mehr. Schlafen, Essen, alles war schwierig. Es hat lange gedauert, bis ich meinem Leben wieder eine Struktur geben konnte."*

Wir können Trauernden hilfreich sein, indem wir ihnen vor allem in der Anfangszeit helfen, den Alltag zu bewältigen, damit sie wieder eine passende, leb- und aushaltbare Struktur finden. Gemeinsam einkaufen, kochen, essen, reden können helfen.

Sehnsucht nach Wiedervereinigung und der Wunsch auch zu sterben

> *„Ich denke Tag und Nacht an meinen verstorbenen Mann. Ich bin von meiner Sehnsucht getrieben. Immer noch glau-*

be ich, dass es gleich klingeln wird und ich ihm wie gewohnt die Tür öffne. So, wie es immer war. Ich vermisse ihn unendlich. Diese Sehnsucht macht mich krank."

Begleiter können erleben, dass Trauernde aufgrund ihrer Fassungslosigkeit getrieben und überwältigt sind von einer tiefgreifenden Sehnsucht nach Wiedervereinigung mit dem Verlorenen. Sehnsucht ist die verzweifelte Suche nach etwas Unerfüllbarem. Trauernde würden alles dafür geben, wenn sie sich dieser Realität nicht stellen müssten. Ihre Sehnsucht macht deutlich, dass sie zwar wissen, dass beispielsweise ihr Partner sie verlassen hat, sie aber noch nicht in der Lage sind, diese Realität wahr werden zu lassen. In der Begleitung kommt es darauf an, diese schwierige Situation anzuerkennen, so sein zulassen und mit auszuhalten. Manchmal äußern Trauernde in ihrer erlebten Ausweglosigkeit auch den Wunsch nachsterben zu wollen.

„Am liebsten wäre ich auch tot. Was soll ich noch hier?"

Beides sind natürliche Reaktionen auf ein Verlustgeschehen und lassen erfahrungsgemäß im Laufe der Zeit nach und treten in den Hintergrund. Begleiter haben manchmal Angst, dass ihre zu Begleitenden sich eventuell das Leben nehmen könnten. Meist ist diese Angst unbegründet. Oftmals hilft schon die Möglichkeit, diesen Wunsch aussprechen zu können. Hält dieser Zustand allerdings längere Zeit an, gilt es zu überprüfen, ob eine professionelle Begleitung notwendig ist. Kollegiale Unterstützung oder Supervision können hilfreich sein, um die Situation richtig einzuschätzen und uns zu entlasten.

Trauer – Lebensfragen

Krisen werfen für trauernde Menschen zahlreiche Lebensfragen auf:

- ~ Wie soll ich allein weiterleben?
- ~ Wie soll ich mit den jetzigen Lebensumständen zurechtkommen?
- ~ Kann ich den unfassbaren Schmerz aushalten?
- ~ Gibt es Menschen, die mich in meiner Not aushalten können?
- ~ Wie soll ich mit dieser Krisensituation zurechtkommen?
- ~ Werde ich je wieder Lebenshoffnung schöpfen können?
- ~ Werde ich es schaffen, mein Leben neu zu gestalten?
- ~ Was kann mir schlimmstenfalls passieren?
- ~ Werde ich je wieder glücklich sein können?

Als Begleiter können wir hilfreich sein, wenn wir uns bewusst machen, dass wir es mit überaus vulnerablen und verletzlichen Menschen zu tun haben, ihnen mit hoher Achtsamkeit begegnen und sie in ihrem Leid wahrnehmen und verstehen. Trauernde brauchen keine schnellen Lösungen bzw. Lösungsangebote. Das erwarten sie auch nicht. Es braucht eher die Fähigkeit von Seiten der Begleiter wahrzunehmen und mit- auszuhalten. Trauernde brauchen Verständnis, Trauerraum und Trauerzeit, verlässliche und vertrauensvolle Beziehungsangebote und bekommen dadurch die Möglichkeit, immer wieder neue Hoffnung schöpfen zu können.

Trauernde Kinder

Kinder erleben ebenso wie Erwachsene immer wieder Abschiedssituationen. Sie werden geboren und müssen den paradiesischen Mutterleib verlassen, werden abgestillt, verlieren ein geliebtes Kuscheltier, kommen in die Kindertagesstätte und müssen lernen, einige Zeit ohne ihre Eltern auszukommen. Schlimmstenfalls verlieren sie Geschwister, Eltern oder Großeltern. Leider werden Kinder allzu oft in ihrer Trauer übersehen. Stirbt beispielsweise in einer Familie ein Kind, erleben die verwaisten Eltern Mitgefühl und Verständnis für diesen überaus schmerzlichen Schicksalsschlag. Die betroffenen Geschwisterkinder werden oftmals in ihrer Trauer nicht wahrgenommen. In der Begleitung kommt es darauf an, auch die betroffenen Kinder als zutiefst Trauernde in den Fokus zu nehmen.

Kinder haben ebenso wie Erwachsene die Fähigkeit zu trauern, als natürliche und gesunde Reaktion ihres Organismus auf einen Verlust. Auch sie haben alles Potential in sich, selbst schwerste Verluste heil und gesund zu überstehen und in ihr weiteres Leben zu integrieren. Sie benötigen dazu unser Vertrauen und eine ihrem Alter angemessene Begleitung.

Kinder trauern jedoch anders als Erwachsene. Gertrud Ennulat vergleicht die Kindertrauer mit einem Pfützenspringen. Sie springen in die Trauer hinein, weinen, klagen bitterlich, sind wütend und springen in der nächsten Sekunde aus der Trauer hinaus und können sich wieder freuen. Das ist eine gesunde Fähigkeit zu trauern. Das Pfützenspringen ermöglicht es ihnen, in der für sie aushaltbaren Dosierung zu trauern. Im Gegensatz dazu beschreibt Ennulat die Trauer von Erwachsenen als ein Waten durch einen langen Fluss, dessen Ufer lange nicht erkennbar ist. (vgl. Ennulat, 2003)

Eltern sind aufgrund ihrer eigenen Trauer oftmals überfordert, sich angemessen um ihre Kinder kümmern zu können. Hier sind Angehörige, Freunde oder Trauerbegleiter durch verlässliche Beziehungsangebote unterstützend hilfreich. Sie können Kinder beispielsweise beim Abschiednehmen von einem geliebten Angehörigen oder während der Beerdigung begleiten, ihnen bei Fragen hilfreich sein und ihnen ein verlässliches Beziehungsangebot unterbreiten.

Was trauernde Kinder brauchen:

~ Sicherheit und Beständigkeit durch verlässliche Bezugspersonen
~ die Möglichkeit der Teilhabe an allen Ritualen
~ einen geregelten Tagesablauf für ihr Sicherheitsempfinden
~ die Möglichkeit, ihre Trauergefühle zum Ausdruck bringen zu dürfen
~ kindgerechte, ehrliche Antworten von uns Erwachsenen
~ die Möglichkeit, ihr Schuldempfinden zu teilen
~ Verständnis, dass sie anders trauern als Erwachsene
~ Erwachsene, die ihnen offen und ehrlich begegnen und zu ihren Grenzen stehen
~ die Erlaubnis, verdrängen und leugnen zu dürfen, als vorübergehende Notlösungen
~ die Erlaubnis, auch in der Trauerzeit lachen und fröhlich sein zu dürfen

04

WAS IN DER BEGEGNUNG MIT TRAUERNDEN WICHTIG IST

Trauerbegleitung ist ein Beziehungsgeschehen

Sorgende Kommunikation und Begegnungskompetenz

Begegnungshaltung und Gesprächsführung

Was in der Begegnung für die Trauerseele heilsam sein kann

Das Besondere in der Begegnung mit Trauernden ist die Beziehung als Hoffnungsträger.

Gelingende Kommunikation ist eine Kunst. Senden und Empfangen, Sprechen und Hören schaffen Verständnis und Verbindung. In leidvollen Zeiten kann der Gesprächsfaden abreißen. Leid kann sprachlos machen. Gelingende Kommunikation kann erstarrte, leidvolle Situationen aufbrechen und verändern, sodass sie wieder ins Fließen kommt. Dazu braucht es Begleiter, die wahrnehmen, zuhören und verstehen können.

Die Zeit der Trauer ist für Betroffene eine überaus empfindliche und empfindsame Zeit. Sie sind vulnerabel und nicht geschützt vor Verletzungen und Verwundungen. Alles, was in dieser empfindlichen Phase getan, unterlassen, gesagt oder nicht gesagt wird, kann Spuren auf ihrer verwundeten Seele hinterlassen. Achtsame Gespräche können die Trauer erleichtern und heilsam wirken. Ein verlässliches, vertrauensvolles und achtsames Beziehungs- und Kontaktangebot von Seiten der Begleiter ist für Trauernde wesentlich. Der österreichische Religions-Philosoph Martin Buber brachte es auf den Punkt:

„Alles wirkliche Leben ist Begegnung. Denn wir alle sehnen uns nach tiefen Begegnungen, die uns bewegen und berühren. Nur in Beziehung zu einem Du kann sich unser Ich entwickeln.“
(Martin Buber, 1878–1965)

Trauernde brauchen Menschen, die in ihrer Not mit ihnen in Kontakt bleiben und sie aushalten können, damit sie Raum haben, ihrem persönlichen Leiden Ausdruck zu verleihen.

Sie stehen vor Entwicklungsherausforderungen, die kein Mensch allein und in Einsamkeit meistern kann. Verlässliche, wertschätzende und verstehende Begegnungen und Kontakte sind in der Not wesentlich, damit sich die Not im Laufe der Zeit wenden kann.

Sorgende Kommunikation und Begegnungskompetenz

Begegnungen können erfüllend und hilfreich sein, Hoffnung spenden, Erleichterung hervorrufen, aber auch tief verletzen und sehr belastend sein. Gesprächspartner können aneinander vorbeireden. Nicht verstanden zu werden ist schmerzlich. Gerade in Zeiten tiefer Trauer sind Menschen darauf angewiesen, wahrgenommen und verstanden zu werden.

Wir können Trauernde einladen und unterstützen, ihre persönliche Sprache zu finden, um ihre erlebte schmerzliche Wirklichkeit ausdrücken zu können. Das persönliche Leiden in Worte fassen und aussprechen können, nimmt dem Geschehen die Schärfe.

Erich Fried machte es in seinem Gedicht deutlich:

> *„Sein Unglück ausatmen können, tief ausatmen, so dass man wieder einatmen kann. Und vielleicht sein Unglück sagen können, in Worten, in wirklichen Worten, die zusammenhängen und Sinn haben und die man selbst noch verstehen kann und vielleicht sogar*

irgendwer sonst noch versteht oder verstehen könnte. Und weinen können. Das wäre fast wieder Glück.“

Um hilfreiche Resonanz bieten zu können, braucht es die Bereitschaft von uns Begleitern, sich auf die überaus verletzlichen Menschen mit all ihren belastenden Gefühlen, Nöten, Hoffnungen, Wünschen und inneren Grenzen einzustellen. Es kommt darauf an, sich auf sie einzulassen und ihnen beizustehen. Begleitung ist eine bewusste Begegnung verbunden mit dem Ziel, den anderen zu verstehen und ihm beizustehen. Gleichzeitig kommt es darauf an, dass wir gut für uns selbst sorgen, denn das Leiden bzw. die belastenden Gefühle der Trauernden berühren uns selbst und unsere eigene Verlustgeschichte.

Begegnungshaltung und Gesprächsführung

Der amerikanische Psychologe und Psychotherapeut Carl Rogers, kann uns mit seinem Personzentrierten Ansatz hilfreich sein, Trauernde in ihrer Leidens- und Gefühlswelt zu verstehen. Er hat mit seiner empirischen Forschung die Grundlagen einer verstehenden Kommunikation geprägt. Seine in unzähligen therapeutischen Gesprächen gewonnenen Erkenntnisse und Erfahrungen im Hinblick auf das Zuhören, Sprechen und Verstehen bilden die Grundlage seiner Personzentrierten Haltung, die uns Begleitern gerade und im Besonderen in der Beziehung mit Trauernden hilfreich sein kann. Das Gute ist, dass wir uns eine angemessene, hilfreiche und sorgende Kommunikation aneignen und einüben können.

Drei Grundvariablen der Personzentrierten Haltung

In den Qualifizierungskursen erwarten Teilnehmer manchmal das Erlernen von Kommunikationstechniken, die sie befähigen, angemessene Gespräche führen zu können. In der Begleitung brauchen wir aber keine Techniken, sondern eine Gesprächshaltung. Laut Carl Rogers ist sie geprägt von den Grundvariablen Empathie, Wertschätzung und Echtheit.

Sind wir bereit, diese drei Grundvariablen als Gesprächshaltung zu verstehen und einzuüben, können wir trauernden Menschen wirklich hilfreich sein. Hilfreiche Kommunikation ist ein Beziehungsgeschehen.

Empathie
Möchten wir einen Menschen in seiner Situation verstehen, müssen wir versuchen wahrzunehmen, wie er die Welt und seine derzeitige Krisensituation wahrnimmt und erlebt. Durch mitfühlendes Zuhören und Wahrnehmen können wir uns in die Erlebniswelt des anderen einfühlen, so, als wären wir der andere, ohne außer acht zu lassen, dass wir nicht der andere sind. Der Trauernde steht mit seiner unverwechselbaren Individualität und seiner subjektiv erlebten Krisenwirklichkeit im Mittelpunkt und kann sich sicher sein, dass er nicht von uns bewertet und beurteilt wird. Nicht zu bewerten, schafft eine vertrauensvolle Basis für hilfreiche Begegnungen und Begleitungen.

Wertschätzung
Verstehen vollzieht sich über das Wahrnehmen der Gefühle und Werte unseres Gegenübers. Hören wir Menschen offen und bedingungslos zu, können wir hinter ihren Worten ihre

Gefühle, Werte und Wünsche erkennen. Werden Trauernde in ihren Werten wahrgenommen und wertgeschätzt, fühlen sie sich verstanden. Wir Begleiter sollten in der Lage sein, die Werte der Trauernden so sein lassen zu können, auch dann, wenn sie mit unseren eigenen Werten nicht unbedingt kompatibel sind. Das setzt voraus, dass wir die Fähigkeit haben, uns selbst zurücknehmen zu können. Das bedeutet nicht, dass wir uns und unsere Werte verleugnen müssen. Wir schenken im Gespräch bewusst Zeit, hören zu, versuchen zu verstehen und nehmen uns und unsere persönlichen Auffassungen zurück. Diese Begegnungshaltung hat heilende Kraft. Das bedeutet, wir schätzen die Werte unseres Gegenübers wert.

Echtheit

Während eines Gesprächs echt zu sein, bedeutet, ich zeige mich meinem Gesprächspartner so, wie ich gerade bin. Im Gespräch bin ich, wie ich gerade bin und das reicht völlig aus. Wir Begleiter müssen uns nicht hinter einer professionellen Fassade verstecken und wir brauchen nicht perfekt zu sein. Für Trauernde ist es sehr hilfreich und heilsam, wenn sie in ihrer menschlichen Einzigartigkeit sowie in ihrer individuellen Art und Weise zu trauern gesehen und wahrgenommen werden, ohne dass wir sie bewerten oder sie für ihr So-Sein nicht ernst nehmen.

Hermann Hesse bringt das in seinem Buch ‚Damian' auf den Punkt:

> *„Jeder Mensch ist nicht nur er selbst, er ist auch der einmalige, ganz besondere in jedem Fall wichtige und merkwürdige Punkt, wo die Erscheinungen der Welt sich kreuzen. Nur einmal so und nie wieder. Darum*

ist jedes Menschen Geschichte wichtig, ewig, göttlich, darum ist jeder Mensch, solange er lebt und den Willen der Natur erfüllt, wunderbar und jeder Aufmerksamkeit würdig."

Was in der Begegnung für die Trauerseele heilsam sein kann

Sich bewusst Zeit nehmen

Eine hilfreiche Begegnung oder ein Gespräch braucht ein Gegenüber, das sich bewusst Zeit nimmt, einen Raum zur Verfügung stellt, damit der Trauernde sich seiner Gedanken und Gefühle gewahr werden und sie zum Ausdruck bringen kann. Pausen und Schweigen aushalten können, ist sehr hilfreich. Trauernde haben so Zeit und Raum, um in Ruhe zu spüren, sich selbst wahrzunehmen, ihre Gedanken zu ordnen, ihre Gefühle zu spüren und ihnen Worte zu geben.

NichtWissen als bewusste Haltung

Wir haben es mit Menschen zu tun, die einen schwerwiegenden Verlust verkraften müssen. Mehr wissen wir anfangs nicht. Mit diesem Bewusstsein begegnen wir ihnen. Durch emphatisches, wertschätzendes und aktives Zuhören können wir versuchen, vom Nicht-Wissen in ein Verstehen der persönlichen, individuellen Situation des Trauernden zu gelangen, ohne zu bewerten. Trotzdem habe ich als Begleiter mein mir angeeignetes Wissen sowie meine

Lebenserfahrung zur Verfügung. Beides kann ich in der Begegnung nutzbar machen. Der Trauernde ist der Wissende, der Experte seines Selbst. Nur er kann wissen, welcher nächste Schritt möglich und richtig für ihn ist. Wir sind lediglich die Begleiter.

Zuhören und Verstehen

Möchten wir Trauernde in ihrem Schmerz verstehen, kommt es darauf an, den Schmerz nicht kleinzureden und die Wunde nicht zuzukleistern mit billigem Trost. Es gilt, wirklich zu hören und das Gehörte ernst zu nehmen. Es ist hilfreich, wenn Trauernde ihre Not aussprechen können, sie Anerkennung findet und wir mit aushalten. Mitaushalten bedeutet nicht Mitleiden. Wir hören mitfühlend zu, ohne ins Mitleiden zu verfallen. Das gelingt uns, wenn wir uns von dem gehörten Trauerleid berühren lassen können, aber in der Lage sind wahrzunehmen, dass es nicht unser Leid ist. So können wir die notwendige Nähe, aber auch Distanz herstellen, um selbst geschützt zu sein.

Wer begleitet, geht nicht voran

Wir überlassen das Tempo den Trauernden. Manchmal müssen Trauernde lange Zeit verleugnen, verdrängen, oder Notlösungen leben, weil die Seele die Realität des Verlustes noch nicht erfassen, wahrhaben und aushalten kann. Verleugnen und Verdrängen haben einen tieferen Sinn. Das bedeutet, dass wir auch vermeintliche Rückschritte des Trauernden anerkennen und mitgehen können. Wir tragen so dazu bei, dass sie für sich auf ihrem schmerzlichen Weg das angemessene

Tempo finden und immer wieder neue Hoffnung schöpfen können. Trauernden Menschen hilft es, wenn Begleiter einfach da sind, den Höhen und Tiefen des Trauergeschehens standhalten und sie in ihrem Leid aushalten können.

Jede individuelle Art zu trauern ist richtig

Für Trauernde ist es sehr hilfreich und heilsam, wenn sie in ihrer persönlichen und individuellen Art und Weise zu trauern gesehen, wahrgenommen und ernst genommen werden. Wir sollten in der Lage sein, uns mit unseren persönlichen Auffassungen und Vorstellungen zurücknehmen zu können. Es ist ein bewusstes, Sich-Zurücknehmen.

Es braucht keine schnellen Lösungen

In der Trauerbegleitung geht es nicht darum, Lösungen zu präsentieren. Trauernde erwarten das auch nicht. Sie sind für ihren Trauerweg selbst verantwortlich und möchten es auch unbedingt in ihrer Krise sein und bleiben. Wir können versuchen, sie in ihren Suchbewegungen, sich selbst und das Geschehene zu verstehen und in ihr Leben einzuordnen, zu unterstützen, ihnen einen geschützten Verstehens-Raum zu eröffnen und Verständnis für ihre jeweiligen Fort- und Rückschritte aufbringen.

Den trauernden Menschen da abholen, wo er steht

Es kommt darauf an zu erkennen und anzuerkennen, wo der Trauernde im Prozessgeschehen steht. Trauernde haben eine persönliche, subjektive Krisenwirklichkeit. Diese Wirklichkeit sollte unser Maßstab und unantastbar sein und bleiben. Trotzdem können wir in angemessener Weise immer wieder die Realität benennen.

Stille Präsenz – schweigen können und da sein

Manchmal fehlen sowohl den Betroffenen als auch uns selbst die richtigen Worte für das Geschehen und die emotionale Krisensituation. Manches Erleben ist unsagbar und unfassbar. Hier kann unsere stille Präsenz hilfreich sein. Wir können auch ohne Worte in einem guten und hilfreichen Kontakt sein. Wir müssen keine Worte finden, wenn der Verlust unsagbar ist. Das gemeinsame Schweigen und die Sprachlosigkeit auszuhalten und zu benennen, kann hilfreich sein:

> *„Ich finde gerade auch nicht die richtigen Worte."*
>
> *„Die Situation macht mich selbst auch sprachlos."*

Es braucht keinen schnellen Trost

Trösten bedeutet nicht, das Leiden möglichst schnell verschwinden zu lassen. Trauernde Menschen sind zutiefst verwundet. Die Wunde wird nicht schnell heilen. Das braucht Zeit und Beistand sowie Entwicklung und Wandlung. Über offene und schmerzende Wunden sprechen oder sie zum Ausdruck bringen zu können, reicht völlig aus.

Keine Floskeln – keine Pseudoweisheiten

Trauernde hören leider immer wieder Floskeln und Pseudoweisheiten.

„Du bist doch noch jung und kannst jederzeit weitere Kinder bekommen."

„Die Zeit heilt alle Wunden."

Diese Frau wird durch solch eine Aussage zusätzlich belastet. Hilfreich kann ihr nur sein, wenn sie darin verstanden wird, dass sie sich in tiefer und schmerzlicher Trauer um dieses eine, unverwechselbare und einzigartige Kind befindet.

Bewusstsein der selektiven Wahrnehmung

Es gilt zu beachten, dass wir selektiv wahrnehmen, d. h. alles, was wir mit unseren Sinnen aufnehmen, ist nicht objektiv. Zwanzig Teilnehmer in einem Seminar hören einen Satz und jeder versteht etwas anderes. Selektive Wahrnehmung hat für uns den Vorteil, dass wir selbst geschützt bleiben. Dadurch bleiben uns Dinge verborgen, die uns vielleicht überfordern, verunsichern oder ängstigen würden. Wir verfügen über einen gesunden inneren Filter, der uns vor Überflutung schützt. Ein weiterer Schutzfilter sind unsere Gefühle. Wie wir sie empfinden, hat mit unserer individuellen Lebensgeschichte zu tun. Wir spüren lediglich das, was wir auch aushalten können. Bei Menschen mit einer psychischen Erkrankung ist dieser Schutzfilter nicht mehr vorhanden. Sie werden dadurch emotional überflutet und sind überfordert. Die selektive Wahrnehmung ist eine Kompetenz. Wenn wir uns unserer selektiven Wahrnehmung bewusst sind, können wir uns gelassen auf die subjektive Krisenwirklichkeit der Trauernden einlassen, sie besser verstehen und ihre Wirklichkeit anerkennen und gelten lassen. Es geht nicht um unser Wahrheitsempfinden, sondern um die erlebte Krisenwirklichkeit der Trauernden. Sie sind die Experten für ihre Krise, ihre Trauer und ihr Leid. Wir sind lediglich ihre Begleiter.

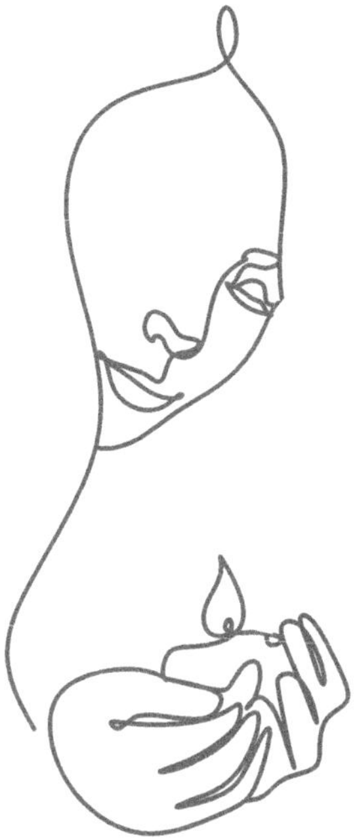

5

MEIN VERLUSTINTEGRATIONS- UND ENTWICKLUNGSMODELL

Fünf Herausforderungen für Trauernde

Die Trauer bewusst annehmen und leben
Den Tod und Abschiede ins Leben integrieren
Persönliche Potenziale entfalten
Die Beziehung wandeln und erinnern
Eine neue Daseinsperspektive finden

An dieser Stelle möchte ich Ihnen mein Modell vorstellen. Es kann Ihnen in der Begleitung als Orientierung dienen. Es verfolgt einen innovativen und aktiven Ansatz, der auf neueren Forschungsergebnissen basiert und persönliche Erfahrungen berücksichtigt. Das bedeutet, Trauernde sind dem Trauergeschehen nicht passiv als Opfer ausgeliefert, obwohl sie sich zurecht immer wieder so fühlen. Sie können im Laufe der Zeit wieder lernen, eine aktive Rolle einzunehmen, damit sie irgendwann wieder Zugang zu ihren Ressourcen und Kraftquellen finden, die ihnen in der Krise vorübergehend verloren gegangen sind. Sie können wieder Lebenshoffnung schöpfen und neue Lebensfreude finden, sodass der Schmerz nachlassen kann. Auch wenn das Trauernden anfänglich nicht vorstellbar und unmöglich erscheint.

Aus Rückmeldungen weiß ich, dass es für Trauernde hilfreich sein kann, die fünf im Folgenden genannten Herausforderungen zu kennen, die mit einem Verlust einhergehen. So kann das Modell für sie ein roter Faden im Prozess sein, von dem die meisten Trauernden anfänglich annehmen, dass er, verbunden mit allen Schmerzen, endlos und ewig sein wird. Das Wissen um die Herausforderungen fördert das Selbstverständnis für die emotionalen und psychologischen Prozesse, die in dieser schwierigen Zeit stattfinden. Trauernde brauchen, neben mitmenschlicher Zuwendung, auch entsprechendes Wissen über das Trauergeschehen. Das hilft peu a peu aus der Orientierungslosigkeit, die Trauernde oftmals als sehr belastend empfinden.

In meinen Qualifizierungskursen für Trauerbegleiter dient das Modell als Methode, um werdenden Begleitern eine strukturierte, tiefgehende und klärende Auseinandersetzung mit persönlichen Verlusterlebnissen zu ermöglichen. Durch die Reflexion unserer persönlichen, individuellen Erfahrungen können wir ein besseres Verständnis für die Herausforderungen der Trauernden, die wir begleiten, entwickeln. Dies hilft nicht nur unserer eigenen Verlustintegration, sondern stärkt auch unsere Kompetenzen, andere in ihrer Trauer angemessen zu begleiten.

Verlustintegrations- und Entwicklungsmodell für Trauernde *Fünf Herausforderungen für Trauernde*

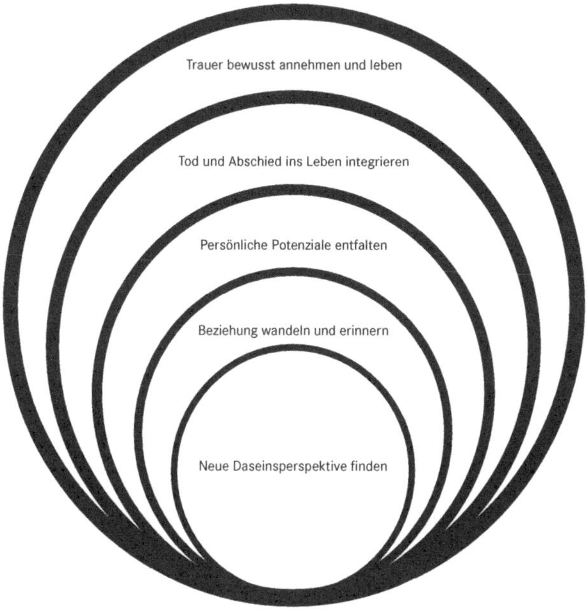

Verlustintegrations- und Entwicklungsmodell (H. Magerl, 2025)

Aus dem Titel Verlustintegrations- und Entwicklungsmodells lässt sich bereits herauslesen, dass Trauernde gefordert sind, mit einem erlittenen Verlust weiterzuleben. Zudem geht es darum, dass ein unwiederbringlicher Abschied Trauernde vor Entwicklungs- und Reifungsherausforderungen stellt, die sie sich nicht ausgesucht haben. Sie sind unfreiwillig gezwungen, damit einen Umgang zu finden, um heil und gesund zu bleiben. Mit diesem Bewusstsein kann es ihnen im Laufe der Zeit gelingen, den überaus schmerzlichen Verlust in ihr zukünftiges Leben zu integrieren. Trauernde haben sich im Laufe ihres Lebens, bewusst oder unbewusst, Lebenskompetenz für Krisenzeiten angeeignet. Müssen Menschen einen existenziellen Verlust verkraften, greifen die bewährten Krisenstrategien vorübergehend nicht mehr. Es kommt darauf an, Trauernde darin zu unterstützen, dass sie im Laufe der Zeit wieder Zugang zu ihren Ressourcen und Kraftquellen finden können. Die Herausforderungen sollen nicht verstanden werden als Aufgaben, die von Trauernden abgearbeitet werden müssen. Verlustintegration ist keine Arbeit, sondern ein Entwicklungs- und Wandlungsgeschehen. Das Benennen der Herausforderungen dient eher zum besseren Verständnis der persönlichen Krise. Allein das Bewusstsein darüber kann Trauernden hilfreich sein.

Wenn wir uns bewusst machen, mit welchen Herausforderungen Trauernde konfrontiert sind und wie schwer es sein kann, sich diesen zu stellen und sich zu entwickeln, dienen sie dazu, Trauernde besser zu verstehen und ihnen hilfreich zu sein.

Die Trauer bewusst annehmen und leben

Wenn uns ein geliebter Mensch genommen wird, ist plötzlich nichts mehr, wie es einmal war. Gemeinsam ersehnte Lebens- und Zukunftswünsche sind unwiederbringlich verloren und lassen sich nicht mehr verwirklichen. Das bisherige, vertraute, als sicher geglaubte Leben fällt wie ein Kartenhaus in sich zusammen.

> *„Seit mein Kind gestorben ist, hadere ich mit Gott und der Welt. Wie kann er mir so etwas antun? Für meine Familie und Freunde bin ich schwer auszuhalten, weil ich immerfort klage, immer wütend und gereizt bin. Ich möchte meinen Schmerz in die Welt hinausschreien. Ich weiß, dass ich irgendwann die Realität anerkennen muss. Aber ich habe keine Idee, wie das gehen soll. Ich will einfach mein Kind wiederhaben."*

Es ist sehr wichtig, dass Trauernde klagen und ihre Gefühle zum Ausdruck bringen können. Sie sind Opfer eines Schicksalsschlages und anfänglich nicht in der Lage zu erfassen, was eigentlich passiert ist und was das für ihr zukünftiges Leben bedeuten wird, da sie die Auswirkungen und Konsequenzen des Verlustes nur schrittweise in ihr Leben lassen können.

Es kann sein, dass sie das Geschehene abwehren, leugnen, abspalten, ignorieren oder verdrängen. Das sind natürliche, menschliche Reaktionen auf einen Schicksalsschlag. Es sind vorerst zwar Notlösungen, aber gut und richtig. Notlösungen helfen und schützen. Sie schützen so lange, bis die Seele bereit ist, sich vorsichtig der Wahrheit und der persönlichen Trauer anzunähern. Es braucht Zeit, bis die

Seele der Realität des Verlustes Raum geben kann. Parallel geht das normale Leben gnadenlos weiter. Das ist für Betroffene eine überaus schmerzvolle, anstrengende und überfordernde Zeit. Trauer ist ein Prozessgeschehen, das Zeit braucht. Es vollzieht sich ein Umbruch zwischen den Welten. Betroffene leben vorübergehend in zwei Welten, die nicht zusammenpassen. Ihre Außen- und Alltagswelt geht unverändert weiter, so als sei nichts geschehen und muss gelebt und bewältigt werden. Die Innenwelt verändert sich radikal. Nichts ist mehr, wie es war. Sie sind gefordert, sich in dieser Inkongruenz zu bewegen und die damit verbundene permanente, ambivalente Spannung auszuhalten. Es kann sein, dass die Menschen, die wir begleiten, das Geschehene vorerst verdrängen, vermeiden, leugnen und jammern. Andere erstarren, spüren vorübergehend keine Emotionen mehr oder flüchten in Aktionismus oder machen Schuldzuweisungen.

„Das hätte der Arzt doch merken müssen.“

„Mein Mann ist am nächsten Morgen zur Arbeit gegangen, obwohl wir am Abend zuvor erfahren haben, dass unser Kind gestorben ist. Er war nicht davon abzubringen.“

„Meine Frau hat mich wegen eines anderen Mannes verlassen. Ich spüre nichts. Ich fühle mich wie tot.“

„Seit mein Vater gestorben ist, hat meine Mutter ihr Leben an mich delegiert. Sie kümmert sich um nichts mehr. Alles muss ich in die Hand nehmen und organisieren. Die Beerdigung und ihre Finanzen. Sie kauft nicht mehr ein und isst nicht mehr.“

All diese natürlichen Reaktionen auf einen einschneidenden Verlust sind Notlösungen und in der Regel vorübergehend. Betroffene brauchen Zeit, um sich mit ihrer Trauer anzufreunden. Es ist wichtig, dass Trauernde aktiv mit ihrer Trauerwelt in Berührung kommen. Das anzunehmen, fällt ihnen besonders schwer, weil sie seelisch und körperlich geschwächt sind und am Trauerschmerz leiden. Sie müssen unfreiwillig ihre gewohnte, sichere Komfortzone verlassen und Neuland betreten mit zahlreichen Unbekannten. Das erfordert ihren ganzen Mut.

Trauernde brauchen Zeit um

~ klagen zu dürfen,
~ den Verlust zu verschmerzen,
~ ihren Gefühlen Raum zu geben,
~ -ihr Gefühlschaos zu verstehen,
~ um wieder zu Kräften zu kommen

Auch ihre Seele braucht Zeit, um der Realität des Verlustes hinterherzukommen. Nur Trauernde selbst haben die Intuition und spüren den richtigen Zeitpunkt. Es ist wichtig, dass sie sich von niemandem drängen oder manipulieren lassen. Wir können als Begleiter auf ihre Intuition vertrauen. Sie spüren genau, ob es zu früh oder der richtige Zeitpunkt ist, sich vorsichtig der Realität anzunähern. Sie sind die Experten ihres selbst.

> *„Intuition besteht aus Dingen, die wir gelernt haben, ohne dass wir realisiert haben, dass wir sie gelernt haben.“*
> *(Seymur Epstein)*

Es ist sehr hilfreich, dass unser Organismus uns bei einem Verlust die Trauer unwillkürlich zur Verfügung stellt. Sie ist einfach da, spürbar und stellt sich ohne unser Zutun ein. Trauer ist wie die Liebe eine angeborene Basisemotion, die zutiefst schmerzhaft sein kann, unkontrolliert über uns hereinbricht und uns wie ein unbändiger Strom überfluten kann. Am liebsten wehren wir sie ab und möchten bestenfalls nichts mit ihr zu tun haben. Nach einer Weile spüren Trauernde jedoch deutlich, dass es sinnlos ist, gegen den Strom der Trauer zu schwimmen. Es kommt darauf an, dass sie sich trauen, ihre Trauer wahrzunehmen, anzunehmen und bewusst leben lernen. Darin können wir sie unterstützen.

Doch wie soll das gehen?

Wir können sicher sein, dass die Trauer in der schlimmsten Zeit das Überleben sichert. Sie ist unsere Rettung, unser Seelenheil und Ausdruck unserer Liebe zu dem Verlorenen. Sie ist zutiefst schmerzvoll, zuweilen unerträglich, manchmal befreiend und erleichternd. Sie spiegelt die tiefe Liebe zu den Verlorenen wider und macht den Verlust körperlich und seelisch spürbar.

Sich ihr anzunähern, fällt aufgrund des damit verbundenen Schmerzes und der belastenden Gefühle natürlicherweise schwer. Lernen mit der Realität und den Trauergefühlen umzugehen, erscheint anfänglich nicht möglich. Dafür gibt es keine Gebrauchsanweisung. Es geht darum, die Wahrheit in kleinen, verträglichen Schritten wahr werden zu lassen. Ein tiefgreifender Verlust ist eine Wahrheit, die sich nur langsam in unser Bewusstsein und in unser Leben einschleicht.

„Nachdem mich meine Frau verlassen hatte, war ich ein Getriebener. Ich musste mich immer bewegen und etwas tun. Ich rannte vor der Realität und meinem Schmerz davon. Stillsitzen konnte ich nicht aushalten. Später wurde es wieder besser und ich kam etwas mehr zur Ruhe."

„In der ersten Zeit nach dem Unfalltod meiner Tochter konnte ich anderen Menschen und der Welt da draußen nicht mehr begegnen. Ich wollte nur noch für mich sein. Nur durch meinen Rückzug konnte ich das schrecklichste Ereignis in meinem bisherigen Leben aushalten."

„Als ich realisierte, dass mein Mann gestorben war, konnte ich nicht mehr aufhören zu weinen. Es war wie ein Wasserfall und es war mir sehr peinlich. Deshalb weinte ich nur unbeobachtet heimlich zuhause und vermied möglichst Kontakte. Erst später war ich wieder in der Lage mir Hilfe zu holen in einer Gruppe für Trauernde."

Um die Realität des endgültigen Verlustes wahr werden zu lassen, brauchen Trauernde Zeit und Raum. Sie wissen kognitiv, dass sie einen geliebten Angehörigen unwiederbringlich verloren haben, aber was das für ihr weiteres Leben bedeutet, können sie anfänglich kaum überschauen. Trotzdem gehört das vorsichtige Sich-Einlassen auf die Wahrheit zu den ersten wichtigen Schritten und hilft in die Trauer hinein. Der Weg führt durch die Trauer hindurch. Wir können sie nicht vermeiden. Es gibt kein Entkommen aus dieser überaus schmerzlichen und leidvollen Situation und den Konsequenzen, den der Verlust mit sich bringen wird. Trauernde haben keine Wahl. Um heil und gesund zu bleiben, müssen sie sich vorsichtig auf ihre Trauer einlassen. Es ist wichtig, dass sie mit ihrer eigenen Trauerwelt in Berührung kommen. Dabei können wir sie achtsam unterstützen.

Die Trauerforscherin und Psychotherapeutin Verena Kast beschreibt, dass ein verlustbedingter Schicksalsschlag unser Leben in ein Vorher und ein Nachher teilt und weist darauf hin, dass wir zukünftig herausgefordert sind, zwischen diesen beiden Gegensätzen eine Brücke zu bauen. (vgl. Kast 1998, 19)

Es geht darum eine persönliche Brücke zu bauen zwischen dem vergangenen Verlorenen und dem zukünftigen Leben ohne die Verlorenen.

Wir können Trauernden hilfreich sein, ihre innere Trauerwelt zu erforschen und sie bei ihren Suchbewegungen zu unterstützen. Wir können versuchen gemeinsam mit ihnen herauszufinden, was der Verlust für sie im Hier und Jetzt und für ihr zukünftiges Leben bedeuten wird. Es geht darum, dass sie sich selbst in ihrer persönlichen Krisensituation verstehen können. Mit Hilfe ihrer Trauergefühle können sie herausfinden, was für sie jetzt wichtig ist, was sie brauchen und vor allem auch, was sie jetzt nicht brauchen können, was eher noch zusätzlich belastet.

Fragen, die Trauernden hilfreich sein können:

- Wer oder was kann Ihnen jetzt in Ihrer Not hilfreich sein?
- Gibt es Menschen, die Sie in Ihrer Not (aus)halten können?
- Wie erleben Sie sich als Trauernde?

- Trauen Sie sich im tiefsten ihres Inneren zu, diese Krise zu meistern?
- Haben Sie bereits Vorerfahrungen mit schmerzvollen Verlusten?
- Was war Ihnen damals hilfreich? Was hat Sie eher noch zusätzlich belastet?

Erst wenn Trauernde die Wahrheit annehmen können, sie allmählich zu ihrer Seele durchdringen kann, finden sie in ihre Trauer hinein. Auch wenn sich anfänglich immer wieder eine natürliche Abwehr einstellt, sich einzulassen unvorstellbar erscheint und zutiefst schmerzlich ist. Vielleicht trauen sie sich, mit unserer Unterstützung, sich vorsichtig auf ihre Trauer einzulassen. So können sie im Laufe des Trauerprozesses zu einer inneren Befriedung und Aussöhnung mit dem Geschehen kommen. Trauerbegleiter sollten sich in Geduld üben und die natürlichen Fort- und Rückschritte akzeptieren.

Den Tod und Abschiede ins Leben integrieren

Abschiede als Teil unseres Lebens, von der Geburt bis zum Tod

„Bewahre mich vor dem naiven Glauben, es müsste im Leben alles gelingen. Schenke mir die nüchterne Erkenntnis, dass Schwierigkeiten, Niederlagen, Misserfolge und Rückschläge eine selbstverständliche Zugabe zum Leben sind, durch die wir wachsen und reifen."
(Antoine de Saint-Exupery

Die Auseinandersetzung mit unserer menschlichen Verletzlichkeit und Endlichkeit und der damit verbundenen Trauer, ist eines der ältesten Menschheitsthemen, die sich Trauernden in ihrer Not aufdrängen. Ein tiefgehender Abschied fordert auf eine besondere Weise heraus, sich mit natürlichen und schmerzlichen Gegebenheiten menschlicher Existenz auseinanderzusetzen. Wir wissen zwar von der Endlichkeit unseres Seins, auch davon, dass wir Menschen, mit denen wir in Liebe verbunden sind, verlieren können. Aber heimlich hegen wir doch die illusionäre Hoffnung, davon verschont zu bleiben. Wir wissen vom Abschied nehmen und vom Tod und doch versuchen wir ihm zu entkommen. In dieser Ambivalenz bewegen wir uns ein Leben lang.

„Ich dachte immer, Abschied und Tod haben mit meinem Leben und mit mir nichts zu tun. Sterben ist etwas für andere, etwa hochaltrige Menschen. Aber die unheilbare Krebserkrankung meines Kindes hat mich eine andere Lebensrealität gelehrt. Ab diesem Moment musste ich schmerzlich erkennen, dass wir alle sterblich sind, auch ich."

Es verunsichert und es ängstigt uns, dass Abschiede außerhalb unserer Kontrolle und unserer Macht liegen und unerwartet in unser Leben einbrechen können. Unser Leben zwingt uns zu Veränderungen, an die wir unser Leben anpassen müssen. So stellt sich für uns alle die Frage, wie wir dem immerwährenden Werden und Vergehen begegnen möchten. Jeder Mensch braucht eine persönliche Haltung dazu, damit wir mit der menschlichen Sterblichkeit leben lernen.

Auf unserem Lebensweg versuchen wir mehr oder weniger bewusst, uns dieser Lebens- und Sterberealität anzunähern. Das bleibt allerdings immer nur in unserem Denkwissen verhaftet, denn der Tod ist nicht vorhersehbar und es existiert kein erfahrbares Wissen über den Tod und das vielleicht erhoffte Danach. Es fehlt uns die Erlösungsgewissheit. Das macht uns den Umgang mit der Realität des Todes oder mit schmerzlichen Abschieden so schwer.

> *„Der Tod ragt in Gestalt der ständigen Veränderungen in unser Leben hinein. Leben angesichts des Todes muss abschiedlich gelebt werden; wir müssen immer bereit sein, Abschied zu nehmen, und immer auch bereit sein, unsere Geschichte als Geschichte von unendlich vielen Veränderungen in uns aufleuchten zu lassen, als die Ausfaltung unserer Identität."*
> *(Kast, 1982, 15)*

Verena Kast möchte dazu ermutigen, das Leben im Bewusstsein unserer eigenen Endlichkeit und Zerbrechlichkeit zu leben. Sich dieser Realität anzunähern ist ein lebenslanger Prozess. Wir bewegen uns natürlicherweise in einer Ambivalenz zwischen Annäherung und Abwehr. Dieses Hin und Her ist für unsere Seele heilsam, denn kein Mensch kann ständig die Realität der Endlichkeit aller Dinge und Verbindungen ertragen und doch sind wir gefordert, dazu eine persönliche Lebenshaltung zu finden. Unsere Todesgewissheit wächst durch Erfahrungen mit Abschieden und Toden, die wir im Laufe unserer Biografie zu verschmerzen haben. So sind wir gefordert, am Leben zu lernen.

Wir können lernen, die Endlichkeit und Verletzlichkeit als natürlichen Bestandteil unseres Lebens anzuerkennen und uns trotzdem Freude, Lebenslust, Glücklichsein und Leichtigkeit nicht zu versagen. Haben wir den Mut, Tod und Abschiede in unser Leben hineinzunehmen, können sich im Hinblick auf unsere Lebenshaltung neue Erkenntnisse zeigen.

Wenn wir den Tod in unser Leben lassen:

- kann er seinen Schrecken verlieren
- kann die Wertschätzung unseres Lebens wachsen
- können wir vielleicht bewusster und intensiver leben
- sind wir eventuell in der Lage, die wesentlichen von den unwesentlichen Dingen des Lebens voneinander zu unterscheiden

Die Wahrheit der Endlichkeit kann uns lehren, das Leben zu lieben, hilft uns, den Sinn des Lebens für uns zu klären und lehrt uns Demut und Dankbarkeit.

Fragen, die Trauernden hilfreich sein können:

- Was sind Ihre Lebensüberzeugungen?
- Wo kommen wir eigentlich her?
- Wo gehen wir hin?
- Haben Sie eine Vorstellung, wo Ihr Verlorener jetzt ist?
- Gibt es etwas, das bleibt?
- Wo sind meine Verstorbenen jetzt?
- Gibt es ein Weiterleben nach dem Tod, oder ist dann alles zu Ende?
- Warum sind wir Menschen sterblich?
- Hat die menschliche Verletzlichkeit und Endlichkeit einen Sinn?
- Was ist der Sinn des Lebens?

Von diesen Fragen und Reifungsthemen sind wir Begleiter ebenso betroffen wie Trauernde. Der Unterschied liegt lediglich darin, dass Trauernde sich aktuell in einer schmerzlichen Krisensituation befinden und sich in ihrem krisengeschwächten Zustand unfreiwillig diesen Anforderungen stellen müssen. Wir selbst befinden uns nicht in einer Krise und haben die Wahl zu entscheiden, in welcher Tiefe und Geschwindigkeit wir uns dieser Realität annähern möchten. Trauernde haben keine Wahl. Für sie sind Tod und Verlust wahr geworden. Wir Begleiter können lediglich erahnen, was diese schmerzliche Realität bedeutet. Unsere Wahrnehmung bleibt im Denkwissen verhaftet. Für Trauernde wird ihr Verlust zum Erfahrungswissen. Wir sollten uns in der Begleitung immer wieder von dem Bewusstsein leiten lassen, dass nicht wir, sondern die Betroffenen die Experten ihres Selbst sind.

Persönliche Potenziale entfalten

Krise, Resilienz und Selbstsorge

Viele Krisen, der Verlust eines geliebten Menschen, unser erstes unglückliches Verliebtsein, das GebrechlichWerden im Alter, Trennung und Scheidung erleben wir das erste Mal. Deshalb funktionieren und greifen unsere vertrauten und gewohnten Bewältigungsstrategien, die wir uns im Laufe unseres Lebens angeeignet haben, nicht mehr. Wir sind gefordert, neue Umgangsformen und Mittel zu finden, um zu reifen und aus dem Krisengeschehen heil und gesund hervorgehen zu können.

Wenn Trauernde einen geliebten Menschen verlieren, sind sie auf sich selbst zurückgeworfen und schlittern in eine Krise. Sie erleben gezwungenermaßen einen Lebensübergang, einen Umbruch. Das alte Leben gibt es von jetzt auf gleich nicht mehr und ein neues ist vorerst unvorstellbar und noch nicht in Sicht.

Lebensübergänge fordern uns heraus

Lebensübergänge sind wiederkehrende Entwicklungsherausforderungen, denen wir Menschen uns stellen müssen, ob wir wollen oder nicht. Manche wählen wir selbst und ersehnen sie mit Freude und Hoffnung, etwa eine neue Liebe, unsere Hochzeit, die Geburt unseres ersten Kindes. Andere wie Trennung und Scheidung, schwere Krankheiten, traumatische Erlebnisse, Lebensenttäuschungen brechen unkontrollierbar über uns herein.

Auch gibt es lebenszyklische Übergänge, die wir alle durchleben, etwa unsere eigene Geburt, unsere Pubertät, Berufseinstieg und eventuell unsere Familiengründung. Wir müssen in das Elternwerden hineinwachsen, später unsere Kinder in ihr eigenes, autonomes Leben entlassen, unser Älter- werden verkraften, von geliebten Menschen Abschied nehmen und unseren letzten wohl schwierigsten radikalen Übergang, nämlich unseren persönlichen Tod, leben bzw. sterben (lernen).

Kleine, harmlose Übergänge leben wir täglich selbstverständlich, ohne darüber nachzudenken und sie schmerzen uns kaum. Oft sind sie mit Ritualen verbunden. Wir beginnen unseren Tag mit Sport, einer Dusche, einer Tasse Kaffee und begehen so den Übergang von einem zum nächsten Tag, ohne darüber nachzudenken. Wir verabschieden uns morgens von unseren Liebesten, wünschen einen angenehmen Tag und gehen selbstverständlich davon aus, dass wir uns am Abend wiedersehen. Jeder neue Tag birgt neue Möglichkeiten, mit dem Leben umzugehen.

Endgültige, tiefgreifende und nicht gewählte Übergänge machen Trauernden mehr zu schaffen, stellen sie vor heftige Reifungsherausforderungen. Sie rauben ihnen vorübergehend Kraft und können zutiefst erschöpfen. In diesem geschwächten Zustand müssen sie Doppeltes leisten. Plötzlich sind sie allein mit allem, was sie sich vorher mit den Verlorenen teilen konnten.

In diesem Fall befinden sich Trauernde mitten in einer Krise und der sich anschließende Trauerprozess birgt Gefahren. Er birgt die Gefahr, dass sie an ihre Grenzen kommen und ihnen alle Herausforderungen des Alltäglichen über den Kopf wachsen. Er birgt die Gefahr, dass sie ausbrennen, weil die alltäglichen Herausforderungen ihre Kräfte übersteigen, sie keine Zeit für ihre persönliche Trauer haben und sie sich um die Kinder, Beruf und den Alltag kümmern müssen.

Woher sollen sie in diesem geschwächten Zustand die Kraft und Energie nehmen?

Es kann sein, dass Trauernde vorübergehend den Zugang zu ihren gewohnten Ressourcen verlieren, auf die sie in der Regel in schwierigen Zeiten zurückgreifen konnten. In dem Wort Ressource steckt source, was Quelle bedeutet. Die Quelle, aus der sie normalerweise in Krisen schöpfen konnten, scheint erloschen.

„Seit meine Frau mich verlassen hat, sind meine Kräfte tief verschüttet, wie begraben. Mein seelisches Standvermö-

gen, auf das ich eigentlich immer recht stolz war, ist nicht mehr da."

In guter und hilfreicher Beziehung zu sein mit sich selbst, mit anderen und der Welt kann Trauernden helfen, sich allmählich wieder mit ihren Ressourcen zu verbinden. Vertrauen, Mut und wertschätzende Selbstsorge können hilfreich sein. Oftmals sind Betroffene in einer Krise sehr streng mit sich selbst und ihr innerer Kritiker ist gnadenlos.

„Andere bewältigen ihren Verlust viel besser. Ist doch klar, dass ich das nicht hinkriege. Ich fühle mich gescheitert auf der ganzen Linie und habe alle Hoffnung verloren."

In Krisenzeiten können wir Trauernde ermutigen, mit einem eher milden, liebevollen Blick auf sich selbst zu schauen. Es geht darum herauszufinden, was sie jetzt brauchen, wer oder was ihnen hilfreich sein kann in dieser überaus vulnerablen Situation. Die Trauer-Seele will gehegt und gepflegt, nicht kritisiert sein. Zu keiner Zeit sind sie mehr gefordert, eine gute Selbstsorge zu betreiben als in Zeiten von Trauer und Krisen. Es ist wichtig, dass Trauernde im Laufe der Zeit wieder Zugang zu ihren persönlichen Ressourcen und Kraftquellen finden, damit sie wieder Kraft schöpfen können.

Selbstsorge und Resilienz

Resilienz leitet sich aus dem lateinischen Wort resiliere ab. Es bedeutet Belastbarkeit, Elastizität und Widerstandsfähigkeit. Resilienz meint also eine psychische Widerstandskraft und die Fähigkeit, Krisen und Schicksalsschläge zu meistern. Sie hilft, mit Veränderungen, Übergängen, Umbrüchen, Trauer und Verwundungen produktiv, kreativ, elastisch und nach vorne blickend umzugehen. Psychische Belastbarkeit bedeutet eine zentrale Kraft in unserem Leben, die wir alle besitzen und auch lernen können.

Neuere Forschungen werfen die Frage auf, wie es kommt, dass manche Menschen an Schicksalsschlägen zerbrechen und andere erstarkt daraus hervorgehen.

In diesem Zusammenhang erscheint mir ein Grundoptimismus wesentlich. Ein Verlust bringt uns an unsere persönlichen Grenzen und wir haben immer wieder Angst, alles nicht bewältigen zu können. Aber tief in unserem Inneren hegen wir vielleicht doch die intuitive Überzeugung und Hoffnung, dass wir es schaffen. Auch wenn wir oft verzweifelt sind, nicht weiterwissen und immer wieder an Grenzen stoßen. Grundoptimismus ist eine Fähigkeit, die uns in unserer Krisenzeit sehr hilfreich sein kann.

> *„Mitten im Winter habe ich erfahren, dass es in mir einen unbesiegbaren Sommer gibt."*
> *(Albert Camus)*

Resilienz ist mehr als eine Anpassung an widrige Umstände. Krisen bringen uns an Grenzen, können aber auch Stärken in uns hervorrufen, die wir zuvor niemals für möglich gehalten haben. Resilienz ist erlernbar und wir können uns bis ins hohe Alter resiliente Fähigkeiten aneignen.

Bis Trauernde in ihrem Leben dahin gekommen sind, wo sie sich jetzt befinden, haben sie schon zahlreiche kleine und große Krisen, Schwierigkeiten und Rückschläge überstanden. Sie haben sich intuitiv, ohne es bewusst anzustreben, eine persönliche, individuelle Umgangskultur für Notsituationen angeeignet. Diese Fähigkeiten und inneren Kräfte gehören zu ihrem Resilienz-Repertoire. Es kann sehr hilfreich sein, wenn sie mit unserer Hilfe ihrem persönlichen Potenzial auf die Spur kommen. Das gilt im Übrigen auch für uns Begleiter.

Wie sieht Ihr persönlicher Notfallkoffer aus?

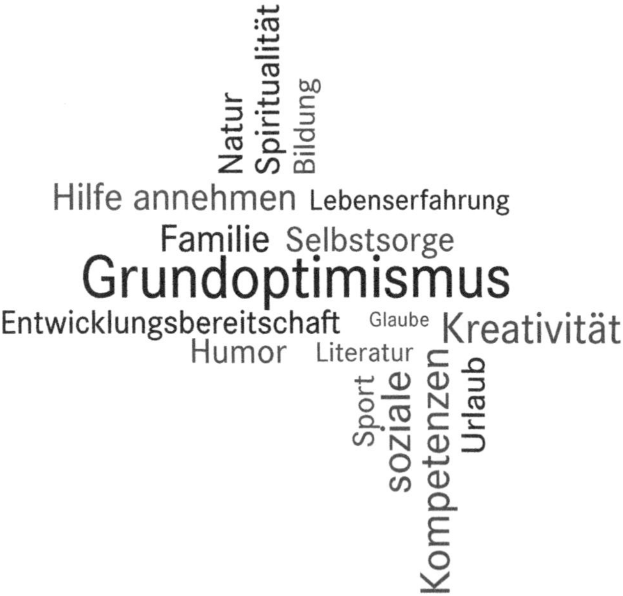

Trauernde können überprüfen, wer oder was ihnen persönlich hilfreich sein kann und woraus sie Kraft schöpfen.

Bestenfalls ist zum richtigen Zeitpunkt der richtige Mensch da, der unterstützen und begleiten kann. Wichtig ist auch eine gute Bindung zu sich selbst. Wenn jemand verlassen wurde, gibt es keine Alternative. Es geht darum, dass Trauernde sich selbst Vertrauen schenken und sich trauen, den Herausforderungen zu begegnen. Dabei kommt es darauf an, die Komfortzone zu verlassen, obwohl sie nicht sicher sein können, es zu schaffen. Eine gewisse Risikobereitschaft erfordert Mut, hilft aber in vorsichtigen Schritten in das zukünftige Leben, stärkt die Lebenskraft und Krisenkompetenz. Hierbei brauchen Trauernde unsere Unterstützung.

Die Beziehung wandeln und erinnern

Sich einlassen statt loslassen

Ein Satz, den Trauernde des Öfteren von Freunden, Bekannten und auch von Fachleuten hören, lautet:

„Du musst endlich loslassen!"

Durch diese Loslass-Forderung werden sie allerdings um ihren Wunsch und ihre tiefe Sehnsucht betrogen, mit dem Verlorenen in Verbindung bleiben zu dürfen. Das löst zurecht heftigsten Widerstand aus.

Eine Alternative für das Loslassen kann das bewusste Abschiednehmen sein. Es beinhaltet ein SichEinlassen auf den Trauerprozess und die damit einhergehenden Veränderungen für das Leben. Abschied nehmen hält im Gegensatz zum Loslassen eine Alternative bereit. Die Not wendet sich, wenn die Verlorenen in unserer Seele oder in unserem Herzen einen neuen Platz einnehmen können.

„Das gemeinsame, lebbare Leben auf dieser Welt ist unwiederbringlich verloren, aber die Beziehung bleibt und wird sich zukünftig nach und nach einer Wandlung unterziehen (müssen).“
(Magerl, 2022, 98)

Trauernde erleben es als erleichternd und heilsam, wenn sie in Verbindung mit ihren Verlorenen bleiben können, Erinnerung sein darf und sie aus der Erinnerung Trost schöpfen können. Die erinnerbare Liebe darf weiterbestehen. Sie können in einem inneren Dialog den verlorenen Menschen in ihrer Seele oder in ihrem Herzen weiterleben lassen. Auch die Trauerforschung macht deutlich, dass fortbestehende Bindungen heilsam sind. Dennis Klass u. a. haben hierzu das Modell Continuing Bond entwickelt. (Klass, 2006, 844)

Er macht deutlich, dass es völlig normal und nicht pathologisch ist, die Verbindung mit verstorbenen Menschen aufrecht erhalten zu wollen. Nur dann kann der Schmerz allmählich nachlassen.

Einen unwiederbringlichen Verlust erleben Trauernde als absolut. In dieser verzweifelten Situation neigen sie dazu, die Verlorenen ausschließlich in ihren guten und liebenswerten Persönlichkeitsmerkmalen zu sehen. Sie erinnern vor allem die glückliche, erfüllende gemeinsame Lebenszeit und neigen dazu, sie zu überhöhen. Diese natürliche Verherrlichung macht ihnen die unfassbare Dimension des zu erleidenden Verlustes deutlich. Aus einem Schutzimpuls heraus möchten sie nichts auf die Verlorenen kommen lassen und ihr Andenken im positiven Sinn bewahren.

Aber der Trauerschmerz wird sich erst dann wirklich abmildern, wenn sie die Beziehung, die sie gemeinsam gelebt haben, noch einmal realistisch anschauen und klären. Es geht darum, die erfüllenden und glücklich machenden, aber auch die schwierigen Anteile des gemeinsamen Lebens und der Beziehung wahr werden zu lassen. Eine gelebte Liebe beinhaltet beides. Die erfüllenden, aber auch die Schattenseiten. Wir Begleiter können sie dabei unterstützen.

Alle Beziehungen, ob es sich um eine Paarbeziehung, eine Eltern-Kind-Beziehung oder um freundschaftliche Beziehungen handelt, haben auch Schattenseiten. Diese schmälern die Liebe nicht.

Wenn Trauernde sich trauen, das Erfüllende, das Schmerzliche und das Enttäuschende nochmal wieder zu beleben, kann die Beziehung zu dem verlorenen Menschen in die angemessene Relation kommen. Das kann die Beziehung in eine neue Ordnung bringen und erleichtert einen versöhnlichen Abschied. Es gilt zu klären, was in der gemeinsam gelebten Zeit erfüllend und glücklich machend, aber auch schwierig war und was bleibt.

Fragen zur Beziehungsklärung, die hilfreich sein können:

Sie können hilfreich sein, unabhängig davon, ob Trauernde einen geliebten Menschen für das weitere Leben freigeben mussten oder durch den Tod getrennt worden sind.

Was war gut und erfüllend in unserer Beziehung?

~ Welche schönen, erfüllenden Dinge haben wir gemeinsam erlebt?
~ Welche Krisen haben wir gemeinsam bewältigt?

- ~ Besonders glücklich machend war für mich …
- ~ Ich möchte Dir unbedingt noch sagen, dass …
- ~ Du fehlst mir besonders, wenn …
- ~ Du warst und bist für mich …
- ~ Ich liebe Dich …
- ~ Ich bin Dir sehr dankbar dafür, dass …

Was war schwierig, schmerzlich und enttäuschend in unserer Beziehung?

- ~ Welche Verletzungen haben wir uns gegenseitig zugefügt?
- ~ Du hast mich verletzt, weil …
- ~ Ich nehme Dir übel …
- ~ Ich vergebe Dir …
- ~ Es tut mir leid, dass ich …
- ~ Ich möchte Dich um Verzeihung bitten …
- ~ Ich vergebe mir …

Was bleibt für die Zukunft?

- ~ Ich möchte Dich zukünftig in meinem Herzen, in meiner Seele bewahren …
- ~ Es geht für mich gut weiter, wenn …
- ~ Ich bitte Dich, mich zukünftig zu begleiten …
- ~ Du bist in Zukunft für mich …

Erinnerung kultivieren

Es kann hilfreich sein, wenn die Liebe und die Wertschätzung, die mit dem verlorenen Menschen verbindet, weitergetragen und mitgenommen werden kann in das neue Leben.

Folgende Fragen können für eine positive Erinnerungskultur hilfreich sein:

- Was hat der Verlorene mir geschenkt und hinterlassen?
- Was war das Einzigartige und Kostbare in unserer Beziehung?
- Gibt es Fähigkeiten oder Interessen, die er in mir geweckt hat?
- Kann er für mich in meinem zukünftigen Leben ein Vorbild oder ein innerer Ratgeber sein?

So kann eine Aussöhnung mit der real gelebten Liebe gelingen. Trauernde können sich bewusst machen, was genau unwiederbringlich verloren ist. Sie können aber auch spüren, was bleibt. Die alltäglich lebbare Liebe ist auf dieser Welt unwiederbringlich verloren. Aber das tastet die Liebe nicht an. Sie bleibt im inneren Erleben bestehen. Oftmals sind Trauernde sehr dankbar, wenn sie über Erinnerungen sprechen und sie teilen können.

„Loslassen, etwas lösen,
eine Verbindung lösen
eine Loslösung finden von einem Menschen.
Wie kann ich mich von jemandem lösen?
Eine leb- und aushaltbare Lösung finden?
Sich loslösen im Sinne von entbinden,
um sich neu, gewandelt und hoffnungsvoll
im inneren Erleben
wieder zu verbinden!“
(Heidi Magerl)

Eine neue Daseinsperspektive finden

Wieder Ja sagen zum Leben

> *„Irgendwann wird es wieder Frühling. Und plötzlich weißt du: Es ist Zeit etwas Neues zu beginnen und dem Zauber des Anfangs zu vertrauen."*
> *(Meister Eckhardt)*

Das Zitat von Meister Eckardt macht Mut, weil es von Vertrauen spricht. Trauernde durchleben eine schwierige Zeit und kommen nicht umhin, ihre gesamte Lebensenergie von der Vergangenheit abzuziehen und in ihr zukünftiges Leben zu investieren. Irgendwann müssen sie sich bewusst für ein neues, zukünftiges Leben entscheiden und nicht mehr rückwärts, sondern vorwärts blicken.

Es ist gut, wenn wir Begleiter uns bewusst machen, dass sie allein die Protagonisten und Interpreten ihres Lebens und ihrer Geschichte sind. Sie treffen die Entscheidungen für ihr Leben und sie bestimmen Zeit und Tempo. Das bedeutet, irgendwann, wenn sie eine innere Bereitschaft spüren, können sie bewusst wieder Ja sagen zum Leben. Ihre Intuition wird ihnen hilfreich sein, den richtigen Zeitpunkt dafür zu erspüren. Ihr Vertrauen in sich selbst ist der Schlüssel.

Es geht darum, in krisenhaften Lebenssituationen allmählich wieder die eigene Initiative für das Leben zu ergreifen. Die Zeit der Trauer ist wie ein erzwungenes Innehalten, ein Zwischenstopp. Trauernde müssen sich in der Welt neu sortieren und positionieren.

Mit Hilfe ihrer persönlichen Ressourcen und Kraftquellen kann dies gelingen. Wenn es so weit ist, können sie es vorsichtig wagen, die Opferrolle zu verlassen und in kleinen Schritten das Zepter ihres Lebens wieder selbst in die Hand zu nehmen. Dazu braucht es Ermutigung.

Lange Zeit sind sie notwendigerweise damit beschäftigt, zurückzuschauen auf das gemeinsame Verlorene, auf die gemeinsam gelebte Zeit. Sie trauern um die Verlorenen, aber auch um ihre verlorene Zukunft. Sie schauen auf das Erfüllende und das Schwierige und haben die Aufgabe, das Erlebte und Verlorene in ihr Leben einzugliedern. So, dass die Seele sich beruhigen und der Schmerz allmählich nachlassen kann. Irgendwann kommt der Punkt, an dem sie sich trauen können, einen hoffnungsvollen Blick in ihr zukünftiges Leben zu wagen.

Vielleicht klopfen aus den Tiefen vorsichtig neue Lebenswünsche an? Dann fühlt es sich an wie eine kleine Auferstehung. Sie geschieht im inneren Erleben. Wir Menschen durchlaufen im Laufe des Lebens zahlreiche kleine Auferstehungen. Immer dann, wenn eine Krise überstanden ist und wieder Licht am Horizont zu erahnen ist.

Trauernde können dann vorsichtig wieder Hoffnung schöpfen. Hoffnung bedeutet das intuitive Erahnen von Lösungsmöglichkeiten, Wünsche in Erfüllung zu bringen.

Trauen sie sich, in eine neue Zukunft zu denken und zu fühlen, kann die Hoffnung der innere Antreiber sein und tragen.

Um ihr zukünftiges Leben frei und ohne schlechtes Gewissen oder Schuldgefühle gestalten zu können, brauchen sie gefühlt die Erlaubnis ihrer verlorenen Liebe.

> *„Ich habe vier Jahre nach dem Tod meiner Frau eine neue Liebe kennengelernt. Ich konnte wieder Lebensfreude spüren und Hoffnung schöpfen. Jedoch nach jedem Treffen hatte ich ein schlechtes Gewissen. Vor allem dann, wenn wir Sex hatten. Ich hatte das Gefühl, ich betrüge meine verstorbene Frau und breche unser Eheversprechen."*

Gegenseitige Versprechen spielen in gelebten Beziehungen eine bedeutende Rolle. Wir geben im Miteinander, ausgesprochen oder unausgesprochen, zahlreiche Versprechen ab:

~ Ich werde Dir immer treu sein
~ Du kannst Dich immer auf mich verlassen
~ Ich werde Dich niemals im Stich lassen

In der Regel geben wir Versprechen ab, die absoluten, idealisierten Charakter haben. Diese entsprechen aber nicht unserer menschlichen Begrenztheit und lassen sich somit schwer einhalten. Gelingt es uns nicht, diese Versprechen einzuhalten, weisen wir uns oftmals selbst Schuld zu, fühlen uns schlecht und unser Gewissen meldet sich.

Versprechen wandeln

Verlieren wir einen geliebten Menschen, verlieren auch unsere gegenseitigen Versprechen, die wir uns einmal gegeben haben, ihre Gültigkeit. Trauernde stehen dann vor der Aufgabe, diese Versprechen zu kündigen und neu anzupassen.

„Du bist nicht mehr hier, mein Leben geht ohne Dich weiter. Ich verspreche Dir, dass unsere Liebe und unsere gemeinsam gelebte Zeit unantastbar bleiben. Ich habe mich neu verliebt und es macht mich froh, dass ich mein Leben wieder mit einem Mann teilen kann. Trotzdem wirst Du immer einen Platz in meinem Herzen behalten."

Es kommt darauf an, dass Trauernde sich, trotz des tiefgreifenden Verlustes, irgendwann wieder Neues, Schönes und Erfüllendes erlauben. Sie können den verlorenen, geliebten Menschen in ihrem innerseelischen Erleben mitnehmen in ein neues, hoffnungsvolles, wenn auch gewandeltes, zukünftiges Leben.

Fragen, die Trauernden weiterhelfen können:

~ Bist Du schon bereit, Dich auf Dein neues Leben, ohne den Verlorenen einzulassen, oder brauchst Du noch Zeit?
~ Fühlst Du Dich frei, ein neues Leben oder eine neue Liebe zu leben?
~ Traust Du Dir das zu?
~ Wer oder was kann Dich unterstützen?
~ Wie kannst Du Dir Dein zukünftiges Leben vorstellen?
~ Wie möchtest Du Dein zukünftiges Leben gestalten?
~ Was möchtest Du in Dein neues Leben mitnehmen?
~ Was möchtest Du zurücklassen oder verändern?
~ Was sind Deine zukünftigen Lebenswünsche und Ziele?
~ Welche Chancen liegen für Dich bereit?
~ Wie kannst Du Deine verlorene Liebe mit in Dein neues Leben nehmen?
~ Welchen Platz möchtest Du ihr einräumen?

6

WIE SIE ALS BEGLEITER GUT FÜR SICH SELBST SORGEN KÖNNEN

Warum eine gute Selbstsorge wichtig ist

Resilienz und Kraftquellen
Persönliche Grenzen und Ressourcen
Empathie-Müdigkeit und Selbst-Empathie
Vernetzung, Supervision, Reflexion

In der Begleitung von Trauernden sind wir nur so gut und hilfreich, wie wir gelernt haben, mit unseren eigenen Belastungsgrenzen und Ressourcen umzugehen.

Resilienz und Kraftquellen

Wir treffen auf Trauernde, die manchmal tief verzweifelt nach einem Kompass suchen, der sie durch ihre stürmische und schmerzvolle Zeit navigiert. Um Krisen meistern zu können, brauchen sie Zugang zu ihren inneren Kraftquellen, die wir als Resilienz bezeichnen. Resilienz meint die Fähigkeit, innere Stärken zu nutzen, um aus Krisen heil und gesund hervorgehen zu können. Resilienz ist ein dynamischer Prozess und wir können sie nutzen, um an Lebensherausforderungen zu wachsen. Trauernde verlieren oftmals zumindest vorübergehend den Zugang zu ihren im Laufe des Lebens gewachsenen Kraftquellen. Es kommt in der Begleitung darauf an, sie darin zu unterstützen, irgendwann wieder auf ihre individuellen Kraftquellen zurückgreifen zu können.

Aber auch wir Begleiter benötigen Widerstandskräfte. Wir sollten uns bewusst machen, dass jedes Schicksal, das wir miterleben, auch uns und unsere eigene Trauergeschichte berührt, sodass wir eine gute Selbstsorge brauchen. Wir sind es gewohnt, auf die Bedürfnisse der Trauernden zu achten, sie in ihrem Leid zu verstehen und sie auszuhalten. Das ist unser Auftrag, den wir in der Begleitung erfüllen. Er beinhaltet eine hohe emotionale Herausforderung für uns selbst. Deshalb ist es so wichtig, in den Qualifizierungskursen eine gute Selbstsorge zu thematisieren. Ein guter Zugang zu unseren Ressourcen ist für uns unabdingbar, damit unsere Begleiter-Seele heil und gesund bleiben kann.

Zu jedem Menschen, den wir begleiten, entwickelt sich eine gefühlsmäßige Beziehung und Bindung. Wir gehen eine Beziehung auf Zeit ein. Schon beim ersten Kontakt fließen zahlreiche Gefühle und Empfindungen hin und her, unabhängig davon, ob eine Begleitung nur kurze Zeit dauert oder sich über Monate erstreckt. Es ist wichtig zu erkennen, dass das Leid der Menschen, die wir begleiten, immer auch uns berührt. Es berührt unser Selbst und unsere eigene Trauergeschichte. Da sich die Trauer durch Gefühle ausdrückt, werden wir im Kontakt immer wieder emotional berührt und eventuell an unsere persönlichen Verluste und die damit verbundenen schmerzlichen Gefühle erinnert. Das kann belastend sein und es kommt für uns darauf an, das eine von dem anderen unterscheiden zu können.

Persönliche Grenzen und Ressourcen

In der Begleitung machen wir natürlicherweise immer wieder Grenzerfahrungen. Aufgrund der Belastung in der Begegnung können auch wir an eine Grenze, an eine Belastungsgrenze kommen, an der wir uns selbst ernst nehmen sollten. Ebenso wie Trauernde brauchen wir dann Zugang zu unseren persönlichen Ressourcen. Das setzt voraus, dass wir unsere resilienten Fähigkeiten, aber auch unsere inneren Grenzen kennen. Jeder von uns hat sich im Laufe des Lebens bewusst oder unbewusst ein Repertoire an Kraftquellen angeeignet, auf die wir zurückgreifen können.

Es ist hilfreich, bei Bedarf auf einen persönlichen Notfallkoffer zurückgreifen zu können. Sie können überprüfen, wer oder was ihnen hilfreich sein kann. Einige Beispiele:

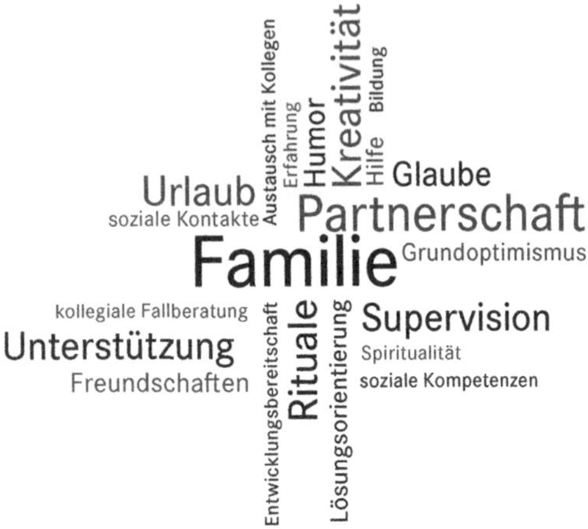

Empathie-Müdigkeit und Selbst-Empathie

„Seit einigen Jahren begleite ich Trauernde. Diese Tätigkeit hat mir bisher Freude und Sinnhaftigkeit beschert. In letzter Zeit ertappe ich mich dabei, dass ich gereizt auf mein Umfeld reagiere und die heimliche Hoffnung habe, dass in der nächsten Zeit keine Anfrage aus dem Hospizbüro kommt."

In der Trauerbegleitung ist Empathie von großer Wichtigkeit. Menschen in ihrer Trauer zu begleiten kann auch an Grenzen bringen. Es kommt zu einer sogenannten Empathie-Müdigkeit, auch Compassion Fatique genannt. Erschöpfung, Müdigkeit und Überreizung sind typische Symptome. Dies ist ein Zustand, der auftreten kann, wenn wir über längere Zeit intensiv mit trauernden Menschen arbeiten. Es ist wichtig zu verstehen, dass Empathie zwar eine essenzielle Fähigkeit in der Begleitung ist, sie jedoch auch emotional sehr belastend und überfordernd sein kann. Wenn wir uns immer wieder in die Gefühle und den Schmerz anderer hineinversetzen, kann das zu einer seelischen Erschöpfung unsererseits führen, die es uns schwer macht, weiterhin einfühlsam zu sein.

In solchen Krisensituationen kommt es darauf an innezuhalten, sich der persönlichen Grenze gewahr zu werden und ernst zu nehmen. Es kann ein Hinweis darauf sein, dass wir eigene Grenzen überschritten und unsere persönlichen Bedürfnisse vernachlässigt haben. Offen zu sein für Hilfe und Unterstützung ist eine wesentliche Begleiter-Fähigkeit.

Persönliche Grenzen wahrzunehmen ist in der Begleitung und in unserem Umgang miteinander wichtig:

~ sie ermöglichen Orientierung, Sicherheit und Schutz
~ sie stellen Kontakt und Begegnung her
~ sie sind individuell unterschiedlich und
~ sie ermöglichen Verstehen und Klärung

Das Kennen der persönlichen Ressourcen ist in Krisen hilfreich:

~ sie ermöglichen individuelle und allgemeine Handlungsfähigkeit
~ sie bringen persönliche Fähigkeiten und Stärken zum Tragen und
~ sie unterstützen uns, mit Veränderungen umgehen zu können

Unsere inneren und äußeren Ressourcen stehen uns jederzeit zur Verfügung und wir können bei Bedarf auf sie zurückgreifen.

Innere Kraftquellen sind beispielsweise unser Wissen, unsere Kompetenzen und Eigenschaften, unsere Kindheitserfahrungen, unsere inneren Bilder, aber auch Kraft und Reife, die wir aus persönlichen Lebenskrisen, wie Verlusten und Schicksalsschlägen geschöpft haben.

Äußere Kraftquellen, aus denen wir schöpfen können, sind beispielsweise Spaziergänge, Meditation, Literatur, Naturerlebnisse, Glaube und Rituale. So können äußere zu inneren Kraftquellen werden.

Was für eine gesunde Selbstsorge wichtig ist:

- das Wissen über die persönliche Motivation, Trauernde zu begleiten
- die Reflexion der Erfahrungen mit eigener Trauer und Verlusten
- eine Lebenshaltung, in der Tod, Veränderungen und Abschiede sein dürfen
- das Kennen der eigenen Resilienzen, Ressourcen und Bewältigungsstrategien
- das Kennen der eigenen Fähigkeiten, aber auch Grenzen
- eine gute Balance zwischen Nähe und Distanz – sich abgrenzen können
- gelebte Rituale gemeinsam mit anderen teilen können
- bei Kollisionen mit der eigenen Trauerbiografie Hilfe erbitten oder die Begleitung abgeben

~ immer wieder überprüfen, ob die Balance zwischen Geben und Nehmen noch ausgewogen ist

Vernetzung, Supervision, Reflexion

Ein weiterer Aspekt guter Selbstsorge ist die Inanspruchnahme von Unterstützungsangeboten wie Supervision und kollegialer Fallberatung. Diese bieten nicht nur die Möglichkeit, eigene Erfahrungen und Herausforderungen zu reflektieren, sondern auch wertvolle Perspektiven von anderen zu gewinnen. Supervision kann helfen, emotionale Belastungen besser zu verstehen, zu verarbeiten und neue Strategien im Umgang mit schwierigen Situationen gemeinsam zu entwickeln.

Darüber hinaus ist ein starkes Netzwerk von Gleichgesinnten von großer Bedeutung. Der Austausch mit anderen Trauerbegleitern fördert nicht nur das Gefühl der Verbundenheit, sondern ermöglicht auch das Teilen von Ressourcen, Ideen und Best Practices. Durch eine gute Vernetzung können Trauerbegleiter voneinander lernen und sich bestmöglich gegenseitig unterstützen. Dies führt zu einer besseren Handlungsfähigkeit.

Insgesamt ist Selbstsorge ein aktiver Prozess, der kontinuierlich Aufmerksamkeit braucht. Indem sie als Trauerbegleiter sich selbst priorisieren und die bereitgestellten Unterstützungsangebote nutzen, legen sie den Grundstein zur Erhaltung ihrer Begleitungskompetenz, ihrer psychischen Gesundheit und die der Trauernden.

7

EINE TRAUER- UND BEGLEITUNGSGESCHICHTE ZUM SCHLUSS

Eine Frau, die ihren Mann unerwartet verloren hat, erzählt.

Mein Mann ist innerhalb von 3 Wochen verstorben. Dass er so schlimm krank sein sollte und sterben muss, wollte ich nicht glauben. Damit haben meine Kinder und ich nie gerechnet. Mein Hausarzt sagte: Ihr Mann ist totsterbenskrank. Es kam mir nicht so vor. Ich konnte das nicht glauben. Erst etwa 10 Tage vor seinem Tod, als er starke Schmerzen bekommen hatte, haben wir die Wahrheit erkennen können. Wir haben ihn abwechselnd begleitet und konnten uns alle noch von ihm verabschieden. Er hatte starke Schmerzen, und sein Tod war für ihn eine Erlösung. Nach seinem Tod dachte ich, wenn man so etwas erleben muss, ist alles aus.

Drei Wochen nach seinem Tod habe ich von den Angeboten für Trauernde des Hospizvereins gelesen und ich bin dorthin gegangen. Man hat mich zu einem Gespräch eingeladen. Das war so schön. Zuerst habe ich eine Gruppe für Trauernde besucht. Das gesammelte Leid der Teilnehmer hat mich allerdings in meiner Situation überfordert.

Zwischenzeitlich habe ich an einer Reha teilgenommen, weil ich dachte, ich muss mal hier raus. Die therapeutischen Gespräche waren hilfreich, obwohl ich anfänglich gar nicht wusste, ob das richtig für mich ist und ob ich das will und kann. Im Rückblick war es aber gut für mich. Letztendlich weiß ich gar nicht, was es genau war, was mir geholfen hat. Aber in der Gruppe zu sein, hat geholfen.

Wieder zuhause angekommen war mir am meisten das Trauercafé hilfreich. Ich kam dorthin, bin empfangen worden und das war gut. Man braucht sich nicht zu erklären und man kann sprechen. Sprechen ist für mich ein Loslassen. Immer wieder und immer wieder. Ich nehme auch ab und zu an Trauerwanderungen teil. Das ist etwas für die Seele. Beim Gehen kommt man mit den unterschiedlichsten Menschen zusammen und alle wissen, worum es geht.

Mein Mann ist nun schon einige Jahre tot und ich gehe ab und zu immer noch zum Trauercafé. Da ich aus eigener Erfahrung weiß, wie unsicher man sich anfänglich fühlt, kümmere ich mich um Trauernde, die neu dazukommen und helfe ihnen über die ersten Hürden.

In der Trauer hat man in der ersten Zeit das Gefühl, ein schwerer Fels liegt auf der Seele und nimmt einem die Luft zum Atmen. Mit der Zeit zerbröckelt der Fels. Zuletzt hat man nur noch einen kleinen Stein in der Hosentasche, der bleibt und den nimmt man mit in das zukünftige Leben.

In meinem Leben war ich immer selbständig. Schon während meiner Ehe habe ich Aktivitäten auch ohne meinen Mann gemacht. Das war mir nach seinem Tod hilfreich für mein Leben ohne ihn. Sehr schnell habe ich gemerkt, dass ich raus und aktiv werden muss. Aktivitäten wie Sport, Tanzen und Singen haben mir geholfen, auch wenn es anfänglich nicht leicht war, mich dazu zu überwinden.

Heute bin ich in meinem neuen Leben angekommen und werde bald, gemeinsam mit anderen, in einem Mehrgenerationsprojekt wohnen und leben. Ich bin sehr froh über diese Möglichkeit und das eröffnet mir eine neue Lebensperspektive. Das Leben hat mich nicht verschont mit Schicksalsschlägen. Ich habe aber erfahren, dass ich durchhalten kann und nicht aufgebe.

„Kein Schicksal, keine Absage, keine Not ist einfach aussichtslos. Irgendwo kann das härteste Gestrüpp es zu Blättern bringen, zu einer Blüte, zu einer Frucht.“
(Rainer Maria Rilke)

Jede Trauergeschichte ist individuell und einzigartig und doch gibt es eine universelle Wahrheit. Die Verbindung zu anderen kann Trost und Heilung bringen. Indem wir uns gegenseitig unterstützen, schaffen wir einen Raum, in dem Trauer ihren Platz hat. So können Hoffnungen und neue Perspektiven entstehen. In sorgenden Gemeinschaften liegt die Kraft, alle Herausforderungen der Trauer zu meistern. Begleitung bietet die Möglichkeit, Kraft zu schöpfen, die persönliche Trauer zu leben, wieder Licht in dunkle Stunden zu bringen und gestärkt in das zukünftige Leben zu gehen.

Literatur

Brathuhn, S. (2006) Trauer und Selbstwerdung, Königshausen/Neumann

Canacakis, J. (1987) Ich sehe deine Tränen. Kreuz

Ennulat, G. (2003) Kinder trauern anders. Wie wir sie einfühlsam richtig begleiten. Herder

Hesse, H. (2011), Die Geschichte von Emil Sinclairs Jugend. Suhrcamp

Kast, V. (1986) Trauern, Phasen und Chancen des psychischen Prozesses. Kreuz

Klaas, D. (Hrsg.) (1096) Continuing Bonds- New Understandings of Grief, Taylor and Francis Inc Verlag

Magerl, H. (2022) Sterbende und Trauernde begleiten. Palliative Care verstehen. Band 5. der hospiz verlag

Magerl, H. (2024) Das Taschenbuch für Trauernde. der hospiz verlag

Rogers, C. (1988) Entwicklung der Persönlichkeit. Klett-Cotta

Ströbe, M./ Shut, H. (1999) The dual process model of coping with bereavement. Death Studies

Kontaktadressen die hilfreich für Sie sein können

Bundesverband Trauerbegleitung (BVT), Weinstraße 100, D-76889 Klingenmünster, Tel.: 05545-6990130, Mail: info@bv-trauerbegleitung.de

Bundesverband verwaiste Eltern und trauernde Geschwister in Deutschland (Veid) Roßplatz 8a, D-04103 Leipzig, Tel.: 0341-9468884, Mail: kontakt@veid.de

Deutscher Hospiz- und PalliativVerband, Achenerstr 5, D-10713 Berlin, Tel.: 030-8200758-0, Mail: info@dhpv.de

Hier erhalten Sie ein Verzeichnis von allen Angeboten für Trauernde in den einzelnen Bundesländern und Städten.

Bundesweit gibt es in Ihrer Stadt oder Ihrem Landkreis einen Ambulanten Hospizverein, der Beratung und zahlreiche Angebote für Trauernde bereithält und Ihnen weiterhelfen kann.

Alle Angebote sind kostenfrei!

Impressum
Bibliografische Information der Deutschen Bibliothek
Die Deutsche Bibliothek verzeichnet diese Publikation in der Deutschen Nationalbibliografie; detaillierte bibliografische Daten sind im Internet über http://dnb.ddb.de abrufbar.
Bibliographic information published by the Deutsche Bibliothek
The Deutsche Bibliothek lists this publication in the Deutsche Bibliothek; detailed bibliographic data is available in the internet at http://dnb.ddb.de

DAS TASCHENBUCH FÜR TRAUERBEGLEITER
für alle, die trauernde Menschen begleiten
und ihnen hilfreich sein möchten
Heidi Magerl

ISBN: 978-3-946527-68-8

Gestaltung: der hospiz verlag
Druck: MCP, Polen

der hospiz verlag Caro & Cie. oHG
Schellbergstraße 7
70188 Stuttgart
katharina.buck@hospiz-verlag.de
www. hospiz-verlag.de